BIBLIOTHÈQUE
DE PHILOSOPHIE CONTEMPORAINE

LE LANGAGE INTÉRIEUR
ET LES
DIVERSES FORMES DE L'APHASIE

PAR

GILBERT BALLET
Professeur agrégé à la Faculté de médecine de Paris
Médecin des Hôpitaux.

PARIS
ANCIENNE LIBRAIRIE GERMER BAILLIÈRE ET Cie
FÉLIX ALCAN, ÉDITEUR
108, BOULEVARD SAINT-GERMAIN, 108

1886

LE LANGAGE INTÉRIEUR ET LES DIVERSES FORMES DE L'APHASIE

PRINCIPALES PUBLICATIONS DU MÊME AUTEUR

Recherches anatomiques et cliniques sur le faisceau sensitif et les troubles de la sensibilité dans les lésions du cerveau. Paris, 1881.

Le Rein sénile. Contribution à l'étude de la néphrite interstitielle chez les vieillards. — Extrait de la *Revue de médecine.* Félix Alcan, 1881.

Contribution à l'étude des localisations motrices dans l'écorce du cerveau. — Aux bureaux du *Progrès médical.* Paris, 1883.

Note sur un trouble trophique de la peau observé chez les tabétiques. — (En collaboration avec M. Dutil). Aux bureaux du *Progrès médical.*

De l'hémiatrophie de la langue dans le tabes dorsal ataxique. — A la librairie du *Progrès médical.*

Spasme musculaire au début des mouvements volontaires, (étude de la maladie de Thomsen). — (En collaboration avec M. Marie). — A la librairie du *Progrès médical.*

Contribution à l'étude des réflexes tendineux. Note sur l'état de la réflectivité spinale dans la fièvre typhoïde. — A la librairie du *Progrès médical.*

Étude d'un cas de fausse sclérose systématique combinée de la moëlle (Des scléroses systématiques ou péritubulaires de la moëlle, et des scléroses périvasculaires). En collaboration avec M. Minor (de Moscou). — A la librairie du *Progrès médical.*

Contribution à l'étude de la maladie de Graves. Des accidents nerveux dans le goitre exophthalmique. Extrait de la *Revue de médecine.* Paris, Félix Alcan, 1883.

Des attaques d'hystérie à forme d'épilepsie partielle. Étude d'une nouvelle variété d'état de mal épileptiforme. — En collaboration avec M. Crespin. (Extrait des archives de neurologie). A la librairie du *Progrès médical.*

Contribution à l'étude du sommeil pathologique. Quelques cas de narcolepsie. Extrait de la *Revue de médecine.* Félix Alcan, Paris, 1882.

Contribution à l'anatomie pathologique de la paralysie générale spinale diffuse sub-aiguë de Duchenne, et des déterminations médullaires du Béri-béri (avec M. Proust). Extrait des *Archives de Physiologie.* Novembre 1883.

De quelques accidents spinaux déterminés par la présence dans la moelle d'un ancien foyer de myélite infantile, — Extrait de la *Revue de médecine.* Novembre 1883.

Paris. — Typ. G. Chamerot, 19, rue des Saints-Pères. — 19016

LE LANGAGE INTÉRIEUR

ET LES DIVERSES FORMES DE L'APHASIE

PAR

GILBERT BALLET

Professeur agrégé à la Faculté de médecine de Paris
Médecin des hôpitaux.

PARIS

ANCIENNE LIBRAIRIE GERMER BAILLIÈRE ET Cie

FÉLIX ALCAN, ÉDITEUR

108, BOULEVARD SAINT-GERMAIN, 108

1886

A LA MÉMOIRE

DE MON PÈRE

LE DOCTEUR D. BALLET

INTRODUCTION

Une heureuse révolution est en voie de s'accomplir. Commencée il y a quelques années à peine, elle va s'affirmant de jour en jour. Déjà il nous est possible d'entrevoir qu'à sa faveur, une lumière nouvelle sera jetée, dans un avenir prochain, sur l'histoire des phénomènes psychiques. Nous faisons allusion, on l'a compris, à la prise de possession par les physiologistes et les cliniciens, d'un domaine dont ils s'étaient, un peu par la force des choses, trop longtemps désintéressés. L'intime union qui tend à s'établir entre la pathologie cérébrale et la psychologie, chacune de ces sciences venant en aide à l'autre, est appelée, si je ne m'abuse, non seulement à nous donner la clef des phénomènes de l'esprit et des relations qui les unissent entre eux, mais à nous permettre de démêler d'une façon plus complète le mécanisme des divers troubles de l'intellect.

Pour qu'une semblable révolution s'accomplît, il

était indispensable qu'une autre la précédât, celle qui devait consacrer l'indépendance de la psychologie, en soustrayant cette science au joug gênant et lourd de la métaphysique. Longtemps arrêtée dans son évolution et embarrassée dans sa marche par les conceptions ontologiques, la psychologie a conquis parmi les sciences la place légitime qui lui revient, le jour où elle s'est isolée avec ses procédés et ses méthodes à elle, rejetant décidément hors de son domaine les spéculations transcendantes et les préoccupations qui l'avaient longtemps dominée, sur « l'âme », ses facultés et son essence. Commencé avec Locke et Condillac, le mouvement s'est, à notre époque, particulièrement accentué, grâce surtout aux travaux des psychologues anglais, de Hartley, de J. Mill, J. Stuart Mill, Herbert Spencer, Bain, Lewes et quelques autres. Aujourd'hui, il se poursuit. La psychologie « expérimentale » ou « physiologique », celle qui, d'après l'expression de M. Ribot, l'un des représentants les plus distingués de la nouvelle école, « se propose l'étude exclusive des phénomènes de l'esprit, suivant la méthode des sciences naturelles, et indépendamment de toute hypothèse métaphysique »; la psychologie expérimentale, dis-je, a chez nous ses adeptes nombreux[1], ses organes[2] et

1. En 1885 a été fondée à Paris la société de psychologie physiologique sous le patronage de MM. Charcot, P. Janet, Ribot, etc.
2. La *Revue philosophique*, fondée par Th. Ribot.

même sa chaire[1]. Elle a déjà fourni à la pathologie cérébrale plus d'une lumière et, à son tour, a reçu de cette dernière bien des éclaircissements.

Elle comporte deux méthodes, ou plus justement deux procédés de recherches : elle est à la fois *subjective* et *objective*, ou, comme on dit encore, *idéologique* et *biologique*. En tant que science subjective, elle fait appel à l'observation intérieure et repose sur la réflexion et l'analyse; en tant que science objective, elle recourt aux renseignements qui lui sont fournis par l'anatomie, la physiologie, et surtout par la pathologie du système nerveux. Que le concours de ces sciences constitue pour elle une précieuse ressource, il ne me paraît pas utile de le démontrer, la chose n'étant pas, je crois, sérieusement contestée. Au reste, si cette démonstration était jugée nécessaire, on en trouverait les éléments dans l'histoire de l'aphasie, telle que nous la traçons plus loin.

En revanche, la légitimité de la méthode subjective en psychologie, c'est-à-dire de l'observation intérieure, a été mise en doute. On a jugé cette méthode vaine et impuissante, et des savants, comme Broussais et Auguste Comte, ont voulu proscrire l'introspection des recherches positives.

Nous aurons plus d'une fois, par la suite, à faire appel à l'observation intérieure; aussi nous paraît-

1. Récemment vient d'être créée à la Sorbonne, une chaire de « Psychologie expérimentale ». Cette chaire est confiée à M. Ribot.

il indispensable de nous expliquer brièvement à son sujet. Vouloir, comme quelques philosophes, Jouffroy, par exemple[1], l'ont proposé, limiter les recherches psychologiques à l'étude et à l'analyse de nos phénomènes de conscience, ce serait se priver volontairement de tous les renseignements précieux que nous fournit la méthode biologique. Ce serait de plus s'exposer à considérer comme généraux des faits individuels; car Berkeley l'a dit avec juste raison : « Ce n'est jamais que notre propre pensée que nous apercevons. »

Mais repousser l'observation intime comme dangereuse et vaine, parce qu'à elle seule elle est insuffisante à nous révéler les lois qui régissent les faits intellectuels, n'est-ce pas se priver, de gaieté de cœur et sans compensation, d'une source précieuse de renseignements? Sur ce point, Huxley a pris à tâche de répondre aux positivistes orthodoxes : « Les positivistes, dit-il[2], ceux du moins qui s'en tiennent strictement aux enseignements de leur maître, affirment sans hésiter, du moins en paroles, que l'observation de l'esprit est quelque chose de contradictoire en soi, et que la psychologie est une chimère ou un fantôme engendré par une sorte de fermentation des résidus de la théologie. Cependant,

1. JOUFFROY, *Dictionnaire des sciences philosophiques*, article PSYCHOLOGIE.

2. HUXLEY, *Hume, sa vie, sa philosophie*. Tr. française, p. 69, Paris, Germer Baillière.

si l'on avait demandé à M. Comte ce qu'il entendait par « physiologie cérébrale » en dehors de ce qu'on appelle communément psychologie, si on lui avait demandé encore ce qu'il savait des fonctions du cerveau en dehors des renseignements fournis par cette « observation intérieure » qu'il traite de chose absurde, il est vraisemblable qu'il aurait eu quelque peine lui-même à écarter cette conséquence qu'en condamnant la psychologie il ne faisait qu'énoncer un solennel non-sens. » La critique est vive, elle n'est pas injuste. Peu de gens, parmi les savants, nient aujourd'hui la légitimité du rôle attribué à l'observation intérieure dans l'étude des faits de conscience; nous pensons, d'autre part, qu'il n'en est plus qui mettent en doute la nécessité de joindre à l'observation interne l'observation externe, à la méthode idéologique la méthode biologique. « Aujourd'hui, dit très bien M. E. Beaussire[1], toute la différence entre les deux écoles de psychologie qu'on appelle improprement « l'ancienne » et « la nouvelle » est dans une question de proportion. D'une part comme de l'autre, on ne prétend plus séparer l'observation interne de l'observation externe, mais dans la combinaison des deux éléments, les doses ne sont pas les mêmes. »

En face de cette tendance générale à rapprocher,

1. E. Beaussire, *l'Observation interne et l'observation externe en psychologie*. Note *in Revue philosophique*, n° 9, septembre 1885, p. 280.

pour les faire concourir au même but, les méthodes subjective et objective, et à les utiliser toutes les deux parallèlement dans l'étude des phénomènes intellectuels, on ne s'étonnera pas du titre de ce travail où figurent, côte à côte, des expressions empruntées au vocabulaire de la psychologie et d'autres appartenant plus spécialement à la nomenclature pathologique. Ce titre constitue, si je ne m'abuse, l'affirmation de la révolution dont j'ai parlé plus haut, et comme la consécration officielle de l'étroite et intime union qui doit désormais relier la psychologie à la pathologie cérébrale.

Certes, s'il est un sujet qui soit de nature à démontrer la nécessité d'une pareille union, c'est bien l'étude de la fonction du langage et de ses altérations. Comme l'a dit Kussmaul [1], « la physiologie et la psychologie d'une part, la pathologie d'autre part, s'éclairent mutuellement et sont appelées à mettre en lumière les lois de la formation de la parole ». L'histoire des efforts qui ont été faits de part et d'autre tant par les psychologues que par les cliniciens, soit pour pénétrer le mécanisme intime de cette « faculté » que Kant appelle la *facultas signatrix*, soit pour interpréter et comprendre ses altérations, prouve amplement l'insuffisance des recherches exclusives et isolées, et au contraire l'utilité de leur consensus.

1. Kussmaul, *les Troubles de la parole*, trad. franç., de A. Rueff. Paris, 1884, p. 3.

La littérature philosophique des dernières années renferme plusieurs ouvrages qui constituent de louables et quelquefois heureuses tentatives, faites en vue d'interpréter telle ou telle particularité de la fonction du langage. Mais la plupart des auteurs n'ont vu qu'un côté du problème ; ils ont été impuissants à envisager la question sous ses diverses faces, parce qu'ils n'ont fait appel qu'à l'observation intérieure, c'est-à-dire personnelle.

D'autre part, depuis 1863, c'est-à-dire depuis les travaux de Broca, nous assistons, sans voir jamais surgir d'interprétation décisive, aux efforts réitérés des cliniciens pour pénétrer le mécanisme des phénomènes morbides dont ils sont les témoins. Si, durant ces dernières années, la pathologie de l'aphasie a réalisé de grands progrès, si les formes de ce trouble ont été plus minutieusement analysées, si le siège des lésions correspondant à ces formes a été précisé avec plus d'exactitude, oserait-on soutenir que la physiologie pathologique ait été faite, tant qu'on s'est borné à chercher l'explication des symptômes dans une physiologie trop souvent hypothétique et de convention ? On a sans doute multiplié les schémas ; chaque auteur s'est cru dans la nécessité de produire le sien ; et on a plus d'une fois semblé s'illusionner au point de prendre pour une interprétation scientifique ce qui n'était qu'une ingénieuse hypothèse ou un précieux procédé mnémonique.

Le problème au contraire nous paraît avoir fait un pas décisif vers la solution, le jour où, combinant les enseignements de la psychologie à ceux de la clinique, l'on a cherché dans l'étude des fonctions normales de l'intelligence l'explication des troubles pathologiques. Broadbent[1] et Bastian[2] en Angleterre, Kussmaul[3] en Allemagne (je ne cite que les principaux) ont apporté à la tâche leur importante contribution. Mais le mérite de la tentative revient surtout à M. le professeur Charcot. La préoccupation constante de cet éminent maître dans ses leçons, ses publications ou celles de ses élèves sur l'aphasie[4], a été en effet de mettre en relief le précieux concours que l'observation intérieure vient apporter aux recherches anatomo-cliniques.

Montrer les résultats de cette heureuse entente de la psychologie et de la pathologie, faire ressortir les éclaircissements que la clinique apporte à l'étude de la fonction du langage, rechercher surtout les interprétations des diverses formes de l'aphasie,

1. BROADBENT, *On the cerebral mechanism, of speech and thought in Medec. chirurg. transactions*. Janv. et fév. 1872.

2. CH. BASTIAN, *le Cerveau, organe de la pensée*. Tr. fr. Paris, Germer Baillière, 1882.

3. KUSSMAUL, *loc. cit.*

4. J. CHARCOT. *Differenti forme d'afasia. Lezioni redatte dal dottore* G. RUMMO. Milan 1884.

P. MARIE, *De l'aphasie*. Revue générale *in Revue de médecine* 1883.

CH. FÉRÉ, *Des troubles de l'usage des signes*, in *Revue philosophique*, n° 6, 1884.

telles que les rend aujourd'hui possibles l'analyse psychologique, tel est, si nous ne nous trompons, l'effort qu'on attend de nous.

Ce n'est pas une histoire détaillée, documentaire, de l'aphasie que nous nous proposons de tracer. Cette histoire a été faite et bien faite; il n'y aurait nul intérêt à la répéter[1]. Le titre de ce travail indique assez que le mécanisme de la faculté du langage et la pathogénie de ses altérations en doivent être le sujet exclusif. Il nous importera peu de savoir si tel ou tel trouble de la parole ou de l'écriture est produit par une tumeur, un foyer de ramollissement, un agent toxique, etc. L'étiologie, en effet, peut modifier la marche, l'évolution, la gravité de l'aphasie, elle n'en modifie pas la forme. « Les roues d'une montre, a dit Buzzard[2], peuvent être aussi bien arrêtées par un cheveu que par un grain de sable, et le désordre qui surgit alors reste toujours le même, quelle que soit la cause qui l'ait produit. » Nous allons essayer de faire, pour le langage et l'aphasie, ce que ferait un horloger, qui, désireux d'étudier le mécanisme de la montre, s'attacherait à isoler d'abord les divers rouages, pour les replacer ensuite dans leurs rela-

1. Voir notamment, à cet égard, la récente thèse de D. BERNARD, *De l'aphasie et de ses diverses formes*, Paris, 1885, qui reflète, en y ajoutant plusieurs documents originaux, l'enseignement de M. CHARCOT.

2. BUZZARD, *Clinical aspects of syphilitic nervous affections*. London, 1874, cité par A. FOURNIER, in *Leçons sur le tabes spécifique*.

tions premières, et arriverait ainsi à déterminer le rôle et les conséquences de l'arrêt de chacun d'eux[1].

1. Cet ouvrage a été présenté, comme thèse, au concours de l'agrégation de médecine (mars 1886). Le sujet et le titre ont été arrêtés par le jury, non par l'auteur. Ce détail doit être connu du lecteur, qui s'expliquerait mal, sans cela, certains passages de cette introduction.

LE LANGAGE INTÉRIEUR ET LES DIVERSES FORMES DE L'APHASIE

CHAPITRE PREMIER

APERÇU SUR LA FORMATION ET LE DÉVELOPPEMENT DE LA FONCTION DU LANGAGE CHEZ L'INDIVIDU

Nous avons l'intention de montrer, dans ce chapitre, comment se constitue, chez l'individu, la fonction du langage. Cette étude, que nous présenterons en raccourci, est une préface indispensable aux développements dans lesquels nous devons entrer plus loin. Elle nous conduira naturellement à faire ressortir ce qu'est le langage en général et à préciser la signification du mot *langage intérieur*.

Il ne s'agit pas ici de rechercher comment, par voie de transformations et de perfectionnements successifs, l'espèce humaine est arrivée à conquérir cette « faculté » si variée dans ses manifestations, si riche en procédés, la faculté du langage, telle que nous l'observons chez les individus appartenant aux milieux civilisés. La question de l'origine du langage est une de celles qui divise le plus les philologues, et jusqu'à ce jour elle est restée insoluble. Entre le langage élémentaire des animaux, qui s'expriment par le geste et les cris[1], et le langage articulé ou écrit, propriété de notre espèce, il y a des différences si profondes que beaucoup de psychologues ont eu peine à admettre que le second dérivât directement du premier. On a même opposé sous le nom de langage *naturel*, la mimique et les cris, communs aux animaux et à l'homme, au langage dit *artificiel* qui comprendrait la parole et l'écriture.

Cette distinction radicale entre les deux modes de l'expression, l'un *émotionnel*, l'autre *rationnel*, a été adoptée par plusieurs philologues (Max Muller, Renan). Bien plus, elle a servi de base à la définition de l'aphasie telle que l'ont donnée quelques auteurs. C'est ainsi que pour M. Proust[2] et M. Grasset[3], l'aphasie serait constituée par la perte du langage artificiel et la conservation du naturel. Il ne paraît pas cependant y avoir un infranchissable abîme entre les deux modes du langage. A la vérité l'application à la linguistique de la doctrine de l'évolution n'a pas encore établi sur une base qui soit à l'abri de toute critique, la *descendance* du langage articulé. Il y a toutefois de bonnes raisons pour admettre, au moins à titre d'hypothèse plausible, l'idée indiquée déjà par Lucrèce[4], formulée avec une remarquable précision, il y a plus d'un siècle, par le président de Brosses[5] et défendue à notre époque par l'illustre linguiste A.

1. Voir Ch. Darwin, *De l'expression des émotions chez les animaux.*
2. A. Proust, *De l'aphasie. (Arch. gén. de méd.* 1872.)
3. J. Grasset, *Traité pratique des maladies du système nerveux*, 1881, p. 162.
4. Lucrèce, *De naturâ rerum.* Liv. V.
5. De Brosses, *Traité de la formation mécanique des langues.* 2 vol. Paris, 1765.

Schleicher[1] et par Ch. Darwin; cette idée, qu'ont adoptée et soutenue, chez nous, des anthropologistes distingués (Girard de Rialle[2], Zaborowski[3]), peut être brièvement résumée : le langage est, à son origine, *expressif;* le geste, le cri, plus tard l'interjection et l'onomatopée, expriment, sans que l'animal ou l'individu les ait appris, et par une sorte de réaction automatique du système nerveux, les sentiments que l'animal éprouve et les idées encore fort élémentaires qu'il possède. Le langage articulé propre à l'homme, dérive, par une série de transformations successives, de ces premiers procédés d'expression. Il n'est *conventionnel* qu'en apparence, et s'il nous semble artificiel, c'est que nous n'apercevons pas les phases par l'intermédiaire desquelles le langage expressif, commun à l'homme et aux animaux, est devenu le langage articulé spécial à l'homme. — Cette doctrine restera-t-elle à l'état d'ingénieuse hypothèse, ou passera-t-elle au rang des vérités démontrées ? Nous inclinons à croire, pour plus d'une raison, à la dernière éventualité. Quoi qu'il arrive, la doctrine méritait d'être ici rappelée, car il importe d'avoir présentes à l'esprit les solutions possibles d'un problème qui se rattache d'une façon très étroite à la question qui nous occupe.

Il ne faut pas oublier d'ailleurs que le langage articulé, quelles que soient les relations intimes qui le relient, dans le passé de l'espèce, au langage expressif, s'est tellement différencié qu'il a conquis une sorte d'autonomie physiologique et pathologique. Sans doute c'est à tort, nous l'avons dit, qu'on a défini l'aphasie la perte du langage artificiel avec conservation du langage naturel, puisque dans certains cas le langage naturel est troublé

1. A. Schleicher, *Die Deutsche sprache*, 1860.

2. Girard de Rialle, *le Transformisme en linguistique* (*Revue scientif.* avril 1875.)

3. Zaborowski, *l'Origine du langage*. Paris, Germer Baillière.

au même titre que l'artificiel. Mais il n'en est pas moins vrai que la conservation du premier procédé d'expression est fréquente chez les aphasiques, et que c'est l'abolition ou la perturbation du langage dit artificiel, qui constitue, à proprement parler, l'aphasie.

Il était nécessaire de présenter les remarques précédentes avant d'aborder la question qui fait l'objet spécial de ce chapitre. Cette question a été posée par Bastian[1] dans ses véritables termes. « En prenant, dirons-nous avec lui, la race humaine à la phase présente de son histoire, où des langues fort compliquées ont été depuis longtemps acquises par différentes tribus de cette race, nous nous proposons d'exprimer brièvement les principaux degrés par lesquels les enfants apprennent à comprendre une de ces langues; comment ensuite ils apprennent à parler, à lire et à écrire; et à quel degré les symboles compris dans ces divers processus se représentent à l'esprit comme la charpente de la pensée. »

Le cerveau est un « organe virtuel », c'est-à-dire en voie de constante acquisition, suivant la très heureuse expression de Ch. Bastian; chez l'enfant nouveau-né c'est de plus un organe vierge. La première opération cérébrale est contemporaine de la première sensation et l'on ne saurait plus admettre avec les rationalistes (Descartes, Leibnitz) l'hypothèse, moins soutenable que jamais, des idées innées. D'autre part il y aurait erreur à adopter sans réserves la doctrine des sensualistes (Locke, Condillac). Le cerveau n'est pas une *table rase;* ce n'est pas un organe absolument passif dans l'acte de la connaissance. La théorie condillacienne a le tort de négliger un fait biologique d'une grande importance : les dispositions organiques héréditaires. Aussi on est en droit de demander à Locke et à Condillac comment ils

1. Ch. Bastian, *le Cerveau organe de la pensée*, t. II, p. 212.

expliquent que deux individus placés dans des milieux identiques, subissant les mêmes impressions, soumis à une éducation semblable, puissent être profondément différents l'un de l'autre, cérébralement parlant. On ne doit pas perdre de vue que nous héritons, comme l'a dit Maudsley, « de circonvolutions prêtes à reprendre, à certaines époques de la vie, le même genre d'activité qu'elles ont été appelées à remplir chez les ancêtres ». Certains groupes de cellules sont, dans le cerveau de nous tous, plus aptes que d'autres à recevoir certaines catégories d'impressions et ces impressions se fixent dans le souvenir d'une façon plus ou moins durable suivant les individus. Cette donnée a plus qu'une portée spéculative. C'est elle qui va nous rendre compte des variétés personnelles des aptitudes cérébrales, dont le rôle est si considérable dans l'histoire des troubles du langage.

Si l'on veut suivre la série des opérations mentales par l'intermédiaire desquelles on acquiert la faculté de comprendre et de parler, il est nécessaire de se rappeler deux lois posées par les psychologues anglais. La première établit que le seul fait psychologique primitif et irréductible est la *sensation*. Nous allons en effet retrouver la sensation à l'origine de toutes nos connaissances et des diverses opérations du langage. Mais la sensation isolée (visuelle, auditive, tactile, olfactive, etc.) serait pour l'esprit une mince ressource, si celui-ci ne possédait la propriété *d'associer* les sensations et les idées qui en dérivent, ou, si l'on veut, les divers états de conscience. C'est ici qu'intervient la seconde loi, la loi *d'association*. L'association des états de conscience dans le temps ou l'espace, c'est-à-dire, par continuité ou contiguïté, constitue un fait fondamental dans l'histoire des opérations cérébrales. C'est aux psychologues anglais contemporains, aux *associationnistes*, comme on les appelle quelquefois, à Hartley surtout, à J. Mill, J. Stuart Mill, Herbert Spencer, etc. que revient le mérite d'avoir nettement mis en relief le rôle capital d'un procédé mental, déjà entrevu par Hobbes et par Hume, mais qui, malgré son apparente simplicité, est resté ignoré presque jusqu'à nous.

Avec la sensation comme phénomène premier, l'association des sensations entre elles comme procédé intellectuel secondaire, nous sommes en mesure de suivre la fonction du langage dans sa formation et son développement.

Les mots parlés ou écrits sont les auxiliaires de l'idée : ils lui donnent quelquefois plus de netteté, ils la rendent plus maniable, si je puis dire, mais ils ne sont pas inséparables de l'idée. L'idée peut exister sans le mot qui la représente, et de fait elle se constitue d'ordinaire sans le mot ou avant le mot. L'étude du développement parallèle des idées et des mots chez l'enfant, nous fera mieux saisir les relations que présentent entre eux ces deux éléments de nos opérations psychiques.

Pour qu'on puisse aisément suivre les développements dans lesquels nous allons entrer, nous recourrons à un schéma qui donnera, d'un coup d'œil, la notion exacte des rapports existant entre les phénomènes intellectuels dont nous avons à parler. Nous choisissons de préférence à tout autre le schéma construit par M. Charcot[1], car il nous paraît mieux que tout autre de nature à faciliter l'analyse psychologique que nous avons à ébaucher. Sur ce schéma nous allons suivre dans leur éclosion et leur organisation respectives, l'idée et le mot.

1. Ce schéma, dont M. Charcot se sert dans ses leçons cliniques à la Salpêtrière, a été déjà reproduit dans la thèse de M. Bernard (*loc. cit.*) et dans les leçons de M. Charcot publiées en Italie : *Differenti forme d'afasia*, redatte dal dottore G. Rummo. Milano, 1884.

L'idée, l'idée concrète au moins, est, comme l'a dit Buffon, une collection ou plutôt une association de sen-

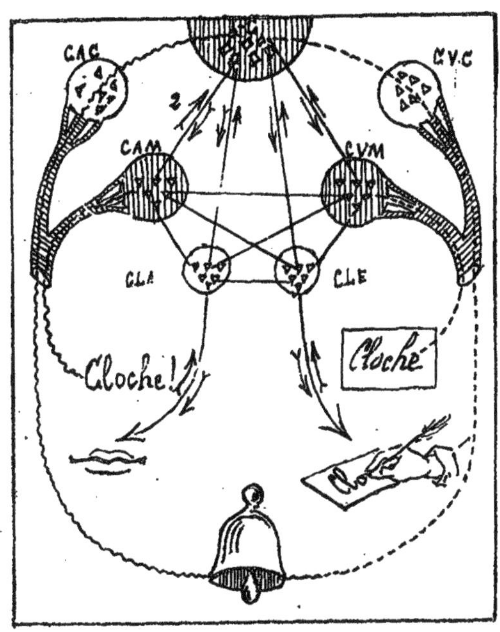

Fig. 1. — Schéma de M. Charcot.

CAC, centre auditif commun. — CAM, centre de la mémoire auditive des mots, dont la lésion determine la surdité verbale. — CVC, centre visuel commun. — CVM, centre de la mémoire visuelle des mots, dont la lésion détermine la cécité verbale. — IC, centres intellectuels où s'associent les diverses images. — CLA, centre de la mémoire motrice d'articulation dont la lésion détermine l'aphasie motrice (type Broca). — CLE, centre de la mémoire motrice graphique, dont la lésion détermine l'agraphie.

sations. On s'en convaincra par quelques exemples. Voyons, si l'on veut, comment l'enfant acquiert l'idée de l'objet *cloche*.

La cloche résonne à son oreille. Les vibrations sont

transmises par l'intermédiaire du nerf acoustique jusqu'au centre[1] auditif commun, c'est-à-dire jusqu'aux éléments de l'écorce destinés à percevoir les sons et les bruits. Les cellules constitutives de ce centre (CAC du schéma) sont ébranlées d'une certaine façon, et l'ébranlement, la vibration sont conservés par les cellules, qui sont dès lors fonctionnellement différenciées. Le son de la cloche figurera désormais parmi les *dépôts* cérébraux, et le dépôt, on le conçoit, sera d'autant plus persistant et durable que les cellules différenciées auront plus souvent perçu les vibrations de la cloche. L'enfant qui a la sensation et le souvenir du son n'a pas encore *l'idée* de la cloche. L'idée de cet objet suppose en effet l'association de différents souvenirs, de différentes images résultant de plusieurs impressions sensorielles, impression visuelle qui révélera au sujet la forme générale de l'objet, ses reliefs, sa couleur, impression tactile qui servira à préciser la forme et donnera la notion de la consistance de la cloche. Bref ! l'enfant n'aura l'idée complète de l'objet cloche que du moment où l'intelligence (IC, fig. 1) aura *associé* les unes aux autres les images auditive, visuelle, tactile. Ces images diverses perçues *simultanément* par les divers sens (association de contiguïté) sont pour ainsi dire centralisées par l'intellect, et de telle façon que l'image visuelle de la cloche réveillera l'image auditive et réciproquement.

Ce que nous avons dit de la cloche, nous pourrions le dire de tout autre objet et montrer, par exemple, que l'idée d'orange est constituée par l'association d'images visuelle, tactile, olfactive, gustative.

1. Nous tenons à faire remarquer que nous prenons le mot *centre* dans son acception physiologique, sans préjuger en rien la topographie corticale restreinte ou étendue, indépendante ou non, du centre en question. Nous ferons de même pour les centres du langage. Ce n'est que plus tard, dans un chapitre spécial, que nous essayerons de déterminer la localisation de ces derniers.

Nous venons de voir que l'idée est arrivée à se constituer indépendamment du langage. Ce qui prouve, comme nous le disions plus haut, qu'elle ne lui est pas subordonnée. Sans doute, à un moment donné de l'existence, et même de très bonne heure, le développement des idées et le perfectionnement du langage marchent parallèlement. Mais ce fait n'enlève point leur valeur aux considérations que nous avons présentées. S'il était au reste nécessaire d'apporter un surcroît de preuves en faveur de l'indépendance (relative) du langage articulé ou écrit et des idées, il suffirait de rappeler que certains sourds-muets, qui n'ont jamais été mis en possession de la parole ou de l'écriture, possèdent cependant, on ne saurait le nier, un grand nombre d'idées.

Puisque les idées et les mots ne sont pas nécessairement subordonnés les uns aux autres, on conçoit que ces derniers puissent disparaître de l'intellect sans que les idées soient pour cela abolies. Ce fait est fondamental. Sur lui repose toute la doctrine de l'aphasie.

Nous avons, par l'analyse, isolé l'idée et le mot. Il s'agit maintenant de les unir, de voir comment ce mot arrive à constituer l'étiquette de l'idée et ce qu'est, considérée en elle-même, cette étiquette.

Au degré de civilisation où nous sommes, l'apprentissage du langage est un fait d'éducation. Chaque mot de notre langue, nous le savons, n'est devenu ce qu'il est que par suite de transformations lentes, progressives, et continues : il y a loin des mots compliqués des langues à flexion, au cri, à l'exclamation ou même à l'onomatopée. Mais l'enfant n'a pas à refaire ce laborieux travail de perfectionnements successifs. Les générations l'ont accompli pour lui. Il reçoit le mot tout fait du milieu dans lequel il vit. Par hérédité son cerveau est devenu plus ou moins apte à garder les images représentatives de ce mot. Examinons en quoi consistent ces images.

On prononce pour la première fois, à l'oreille de l'enfant, le mot cloche. Ce mot vient impressionner les cellules d'un centre spécial (dont nous indiquerons plus tard la localisation), le centre de la mémoire auditive des mots (CAM du schéma). Si le mot est répété assez souvent, il se fixera dans ces cellules et constituera dès lors *l'image auditive* du mot. C'est-à-dire que l'enfant, grâce à ce dépôt, aura désormais le souvenir d'une impression sonore très différenciée correspondant à la consonnance des syllabes dont le mot cloche est l'assemblage. Mais le mot entendu resterait à l'état d'image auditive spécialisée, et n'éveillerait pas l'idée de l'objet cloche, si une opération cérébrale supérieure n'intervenait, c'est-à-dire si, en IC, l'image auditive du mot ne s'associait aux images visuelle, auditive et tactile de l'objet, dont nous avons étudié la formation. Cette œuvre d'association est compliquée, elle ne se fait avec précision qu'après des hésitations et des tâtonnements : quelques exemples l'établiront; je les emprunte à M. Taine[1]. « Vous prononcez devant un bambin dans son berceau le mot *papa,* en lui montrant son père; au bout de quelque temps, à son tour, il bredouille le même mot, et vous croyez qu'il l'entend au même sens que vous, c'est-à-dire que ce mot ne se réveillera en lui qu'en présence de son père. Point du tout; quand un autre Monsieur, c'est-à-dire une forme pareille, en paletot, avec une barbe et une grosse voix, entrera dans la chambre, il lui arrivera souvent de l'appeler aussi papa. — Une petite fille de deux ans et demi avait au cou une médaille bénite; on lui avait dit : « C'est le bon Dieu, » et elle répétait : « C'est le bo Du. » Un jour,

1. H. Taine, *De l'intelligence*, 2e édition, t. I, pag. 39 et suiv.

assise sur les genoux de son oncle, elle lui prend son lorgnon et dit : « C'est le bo Du de mon oncle. » Ces deux exemples suffisent à montrer les indécisions, les généralisations exagérées et fautives qui se produisent chez l'enfant entre le moment où il a acquis l'image auditive du mot et celui où il est arrivé à adapter exactement ce mot à l'objet qu'il désigne en réalité. Cette adaptation ne constitue pas un pur acte de mémoire, mais, comme le remarque M. Herbert Spencer, elle est en quelque sorte le germe d'un processus de raisonnement, sous forme d'un simple acte d'induction.

Une fois les images sensorielles de l'objet associées à l'image auditive du mot correspondant, l'union est indissoluble (du moins à l'état normal). L'image auditive du mot réveillera les images sensorielles, ou, si l'on veut, l'idée concrète de l'objet, et réciproquement. Un couple est ainsi constitué, dans lequel le mot peut faire office de l'idée, dont il est dès lors le *substitut*.

L'enfant *entend* maintenant le mot cloche. Il va apprendre à le prononcer. Comment y arrive-t-il? Nous avons à envisager l'opération mentale qui préside à l'apprentissage du langage dans ce qu'elle a de plus général. Quant aux détails et à l'histoire des tâtonnements qui conduisent l'enfant jusqu'à la prononciation parfaite du mot, on en trouvera la description dans les auteurs [1]. Nous ne saurions nous y arrêter.

Un fait psychologique capital domine les opérations qui président à l'acquisition du langage articulé, c'est *l'instinct d'imitation*. L'enfant a entendu plusieurs fois le

1. Voir notamment : BERNARD PÉREZ, *Les trois premières années de l'enfance*, 3e éd. 1886, ch. IX, Félix Alcan, éditeur, et SIKORSKY, *in Arch. de neurologie*, t. VI, p. 319.

mot cloche, il va s'efforcer de le prononcer à son tour. Ce mot, ou du moins l'image auditive du mot, va se répercuter, en quelque sorte, sur un centre (CLA, fig. 1) (partie postérieure de la troisième circonvolution frontale gauche) devenu apte, par suite de l'hérédité, à coordonner les mouvements qui réalisent la parole extérieure. Le mot cloche est prononcé, incorrect d'abord, puis régulier. C'est ainsi que, par l'exercice, les mouvements appropriés à la prononciation de ce mot se fixent à l'exclusion des autres. Il se forme dès lors dans la troisième circonvolution, comme dit M. Ribot[1], « des associations dynamiques secondaires, plus ou moins stables », ou, en d'autres termes, une mémoire motrice.

Voilà l'enfant en possession de deux ordres d'images du mot, de deux mémoires, l'image ou mémoire auditive, l'image ou mémoire des mouvements coordonnés destinés à l'articulation.

Chez un grand nombre de personnes ces deux mémoires constituent tout le bagage cérébral affecté à la fonction du langage. Mais chez les individus civilisés, de nouveaux procédés d'expression s'ajoutent aux précédents, ce sont la lecture et l'écriture. — Les opérations qui président à l'acquisition de ces deux modes du langage sont de même nature que celles dont nous venons de parler. Quand l'enfant apprend à lire, l'image visuelle du mot vient se fixer dans un centre CVM. Ce centre est mis en rapport avec le centre des images auditives CAM et avec le centre d'association des idées (IC), de telle façon qu'à l'avenir, la vue du mot écrit ne réveillera pas seulement l'image visuelle, mais aussi les images associées, c'est-à-dire l'image auditive et l'idée de l'objet.

1 Ribot, *Les Maladies de la mémoire*, p. 7, 3e édition, 1885, F. Alcan.

Enfin l'enfant apprend à écrire. Le mot écrit est placé sous ses yeux, et l'impression visuelle se répercutant sur le centre qui commande les mouvements coordonnés de la main (CLE), l'écolier copie le mot avec difficulté d'abord. Mais les mouvements petit à petit se régularisent et le centre CLE garde sous forme de *résidu* le souvenir des actes qui sont nécessaires à la représentation graphique de chaque mot, et dans l'espèce, du mot *cloche*. Ce souvenir moteur qui n'était d'abord éveillé que par la vue du mot écrit, alors que l'enfant était seulement capable de copier, pourra l'être bientôt par l'image auditive ou par l'idée de l'objet, des connexions s'établissant entre le centre CLE et les centres CAM et IC.

Arrivés au terme de l'analyse, résumons brièvement les faits acquis.

Un premier se dégage, c'est que l'idée et le mot sont indépendants l'un de l'autre. Le mot est l'auxiliaire de l'idée, il n'en est pas l'accompagnement obligé. Sans le langage on ne saurait concevoir une « intelligence active, aisée, régulière et progressive », comme le dit justement M. E. Fournié, mais on peut concevoir une intelligence. Il est impossible de *bien* penser sans signes. mais il est possible de penser. On entrevoit donc d'après cela que l'intégrité relative de l'intelligence puisse coïncider avec l'abolition partielle ou totale des signes, c'est-à-dire avec l'aphasie.

Le second fait, qu'il est important surtout de ne pas perdre de vue, c'est que le mot n'est pas une unité, mais un *complexus*. Cette vérité, que M. Charcot, le premier, a bien mise en relief, va nous donner l'explication de faits dont l'interprétation, sans elle, resterait confuse et obscure. Le mot est en effet constitué, nous l'avons vu, par l'association de quatre espèces d'images : auditive, visuelle, motrice d'articulation et motrice graphique. Nous résumons dans le tableau ci-dessous cette *organisation* du mot.

Le *mot* est un composé de	*a*. Image auditive (mot entendu).
	b. Image visuelle (mot lu).
	c. Image motrice d'articulation (mot parlé).
	d. Image motrice graphique (mot écrit).

On conçoit donc que l'expression *amnésie verbale* qui a joué un si grand rôle dans l'histoire de l'aphasie, soit un terme presque vide de sens, lorsqu'il n'est pas accompagné d'une épithète. On n'a pas en effet l'amnésie du mot, mais d'une ou plusieurs des images représentatives de ce mot. Tout au plus le terme amnésie pourrait-il s'appliquer au cas où les quatre variétés d'images ou de représentations du mot sont abolies. Hors ce cas, il n'a pas de sens s'il n'est suivi d'un adjectif qui en précise la signification.

Ces notions qui sont capitales, on le verra, ont été, il y a deux ans, développées par M. Charcot. « Le mot, disait-il, est un complexus ; on peut y reconnaître, chez les individus éduqués, au moins quatre éléments fondamentaux, qui sont : l'image commémorative auditive, l'image visuelle et enfin deux éléments moteurs, c'est-à-dire appartenant à la catégorie du sens musculaire, à savoir : l'image motrice d'articulation et l'image motrice graphique ; la première, développée par la répétition des mouvements de la langue et des lèvres nécessaires pour prononcer le mot ; la seconde, par la répétition des mouvements de la main et des doigts nécessaires pour l'écrire. Il convient de remarquer d'un autre côté, ajoutait M. Charcot, que l'amnésie verbale soit auditive soit visuelle, représente en quelque sorte les premiers degrés d'affections qui, lorsqu'elles sont portées au plus haut point, constituent l'une la surdité, l'autre la cécité verbale. Ainsi, quand l'idée étant présente on ne peut évoquer, soit l'image auditive, soit l'image visuelle du mot qui doit la caractériser, on dira qu'il y a amnésie verbale auditive dans le premier cas, amnésie visuelle dans le second [1]. »

La tâche que nous avons à remplir, celle qui fait l'objet propre de ce travail, c'est l'étude des quatre ordres d'images constitutives du mot, envisagées à l'état physiologique d'une part, pathologique de l'autre.

Ces images en effet réalisent des formules qui, durant la réflexion, servent à donner un corps à notre pensée et à la préciser. Quand nous réfléchissons, elles se présentent à notre esprit, les unes plus vives, les autres moins vives, suivant nos tendances et nos aptitudes individuelles. Nous entendons mentalement, nous voyons, nous parlons, ou même dans des cas exceptionnels nous écrivons notre pensée. Ces opérations toût internes (vision, audition ou articulation mentale) rappellent, par leur nature, les opérations similaires au moyen desquelles nous entrons en relation directe avec nos semblables : l'audition des voix extérieures, la lecture des mots écrits, la parole articulée et l'écriture. Entre les unes et les autres, il n'y a qu'une différence : les dernières supposent la présence d'une excitation extérieure à nous-même (la voix d'autrui, un texte écrit), ou un acte de notre part effectif et réel (la parole, l'écriture); les autres constituent des phénomènes internes, un véritable *langage intérieur*.

L'étude du langage intérieur se ramène donc à rechercher les caractères généraux des images de chaque

1. CHARCOT, leçon recueillie par D. BERNARD. *Un cas de suppression brusque et isolée de la vision mentale des signes. Prog. Méd.* 1883.

groupe, et à montrer la place prépondérante ou effacée que ces images occupent dans la série des opérations intellectuelles, chez chacun de nous. Il faut se rappeler en effet que nous ne sommes pas tous construits sur le même modèle. Il en est, parmi nous, chez qui le mot se présente à la pensée presque constamment et exclusivement revêtu de la même forme d'images, auditive, visuelle ou motrice. Nous allons nous attacher à faire ressortir ces particularités individuelles, dont l'étude nous conduira logiquement à celle des formes de l'aphasie. L'aphasie n'est pas autre chose, en effet, nous nous efforcerons de le montrer, qu'une altération complète ou incomplète de l'une ou de plusieurs des modalités du langage intérieur.

CHAPITRE II

L'AUDITION MENTALE

ÉTUDE DESCRIPTIVE DES IMAGES AUDITIVES DES MOTS

Les auditifs.

Lorsque nous nous abandonnons au cours de nos réflexions, les idées se présentent à notre esprit, soit sous forme d'images concrètes, et alors nous voyons, nous touchons, nous sentons mentalement les objets, soit sous forme d'images verbales, et ces images, chez la plupart d'entre nous, revêtent principalement la forme d'images verbales *auditives*. Rivarol[1] avait reconnu le fait et l'avait fort bien exprimé dans cette phrase, écrite il y a plus d'un siècle : « Que dans la retraite et dans le silence le plus absolu, un homme entre en méditation sur les sujets les plus dégagés de la matière, il *entendra* toujours au fond de sa poitrine une voix secrète qui nommera les objets à mesure qu'ils passeront en revue. » N. Gueneau de Mussy[2]

1. Rivarol, *De l'universalité de la langue française*, sujet proposé par l'Académie de Berlin en 1783, publié à Paris en 1797, p. 13, 14.
2. N. Gueneau de Mussy, *Contribution à l'étude pathologique de l'amblyopie aphasique*. (*Recueil d'ophthalmologie*, 1879, p. 129.)

a reproduit la même idée en la modernisant : « C'est par l'oreille, dit-il, que nous recueillons les notions les plus importantes et les plus nombreuses ; celles même que nous recevons par la vue, en passant du concret à l'abstrait, revêtent la forme de sons. Nous pensons avec le souvenir des mots parlés. » Pour peu qu'on veuille se donner la peine, en se plaçant dans les conditions que nous allons préciser, de s'observer attentivement, on arrivera aisément en général, et sauf cas exceptionnel, à se convaincre du rôle capital que jouent, chez la plupart d'entre nous, durant la réflexion les représentations auditives verbales. Nous entendons en effet les mots qui expriment notre pensée, comme si une voix intérieure parlait délicatement à notre oreille. C'est là certainement ce qu'a voulu dire M. de Bonald lorsqu'il a écrit la phrase bien connue : « L'homme pense sa parole (c'est à dire l'entend mentalement) avant de parler sa pensée. »

Frappés des remarquables analogies que présente avec la parole extérieure, la succession, dans l'esprit, au cours de la pensée, des images verbales auditives, quelques auteurs ont donné à cette enchaînement d'images le nom de *parole intérieure*. Le mot est assez heureux. Toutefois il n'est pas très juste de l'appliquer exclusivement aux représentations auditives. Nous verrons plus loin qu'on pourrait s'en servir avec exactitude pour désigner certaines représentations motrices. Quoi qu'il en soit, ce mot a un sens aujourd'hui consacré par l'usage qu'en ont fait certains écrivains. Nous respecterons la signification convenue du mot, bien qu'elle puisse être tenue pour fort peu respectable. Il reste donc bien entendu que l'expression *parole intérieure* dont nous aurons plus d'une fois à nous servir, n'est pas synonyme de *langage intérieur*. Le langage intérieur comprend à la fois les représentations auditives, visuelles et motrices, tandis que la « parole intérieure » désigne seulement l'audition mentale verbale.

La connaissance de la parole intérieure, de ses caractères, de ses modifications possibles, physiologiques ou pathologiques, présente, on le verra, un très grand intérêt et l'on s'étonne que ce phénomène ait été si longtemps méconnu ou au moins négligé par les psychologues. L'histoire de la représentation auditive des mots, en tant qu'opération mentale précédant le langage extérieur et en constituant chez beaucoup de gens, l'une des conditions, est en réalité toute moderne. A peine trouve-t-on dans les ouvrages du XVIIe siècle, la logique de Port-Royal par exemple, ou les œuvres de Bossuet, quelques passages s'y rapportant. C'est à des philosophes de ce siècle, à de Bonald[1], à de Cardaillac[2], qu'on doit de s'en être occupés. Récemment M. V. Egger[3] a publié sur le sujet, un livre des plus instructifs, où la question de la parole intérieure est traitée, dans des vues un peu exclusives, mais avec un grand savoir.

Pour observer avec fruit la parole intérieure et la pouvoir considérer sous ses aspects variés, il est nécessaire de se placer dans certaines conditions. La méthode de l'observation interne est ici, il va sans dire, l'unique méthode à laquelle il soit possible de recourir. M. Egger, pour des raisons qu'il serait trop long de développer, et qui n'offriraient d'ailleurs que peu d'intérêt dans l'espèce, recommande l'observation de mémoire de préférence à l'observation immédiate. Celle-là échapperait, à coup sûr, à certaines objections

1. De Bonald, *Législ. prim. Dissertations. Recherches.* Adrien Leclère, 1853 et 1857.

2. De Cardaillac, *Études élémentaires de philosophie*, 2 vol., 1830.

3. V. Egger, *la Parole intérieure*, essai de psychologie descriptive. Paris, Germer-Baillière et Cie, 1881.

qu'on a pu faire à l'autre, mais chez le plus grand nombre d'entre nous, qui ne s'observent que par accident, elle présente d'insurmontables difficultés. Au reste, l'observation du moment présent ou observation *de conscience*, comme on l'appelle dans le langage de l'école, cesse d'être passible des reproches qu'on lui a adressés, lorsqu'on l'utilise simplement pour préciser les caractères subjectifs de la parole intérieure.

Cette observation de conscience peut être faite dans des circonstances très diverses. L'une des plus favorables est le cas d'idéation active et consciente. L'état de rêverie, dans lequel nous sommes peu maîtres de nos pensées et de nos réflexions, n'est pas très propre à l'observation intérieure. On choisira donc de préférence le moment de la pensée calme, dans le silence du cabinet. Il est une autre situation cependant dans laquelle la parole intérieure se révèle à nous avec assez de netteté : « C'est le soir, dit M. Egger, quand la lampe est éteinte, quand nous avons renoncé pour un temps à l'activité réfléchie, à l'intelligence raisonnable, à la conscience; nous avons abdiqué, nous demandons à jouir du repos; mais le sommeil réparateur se fait attendre; tourmentés par l'insomnie, nous ne pouvons *faire taire* notre pensée; nous l'entendons alors, car elle a une voix, elle est accompagnée d'une parole intérieure, vive comme elle, et qui la suit dans ses évolutions; non seulement nous l'entendons, mais nous l'écoutons, car elle est contraire à nos vœux, à notre décision, elle nous étonne, elle nous inquiète; elle est imprévue et ennemie; nous cherchons à la combattre, à la calmer, à la détourner, pour l'éteindre sur des objets différents. »

La parole intérieure s'accuse aussi pendant la lecture à voix basse. Dans ce cas l'image visuelle du mot éveille en général l'image auditive. « Un coup d'œil jeté sur un mot, dit Herzen, suffit pour que l'oreille reproduise subjectivement cette sensation qu'occasionnent les ondes sonores de la voix. Chacun peut observer qu'en lisant des yeux on entend intérieurement le son des paroles que l'on voit. » Quand nous écrivons, la parole mentale est encore là. C'est elle qui dicte. Il n'y a pas en effet d'écriture sans parole. « La parole dicte, la main obéit; or, la plupart du temps, quand nous écrivons, il n'y a d'autre bruit perçu que celui de la plume qui court sur le papier; la parole qui dicte ne s'entend pas; elle est réelle pourtant; mais le bruit qu'elle fait, ce n'est pas l'oreille qui l'entend, c'est la conscience qui le connaît; il n'agite pas l'air qui nous entoure, il reste immobile encore; ce n'est pas la vibration d'un corps, c'est un mode de moi-même. Ce bruit est vraiment une parole; il en a l'allure, le timbre, le rôle; mais c'est une parole intérieure, une parole mentale, sans existence objective, étrangère au monde physique, un simple état du moi, un fait psychique. » (V. Egger.) — Cette parole intérieure est aussi présente et tient son rôle lorsque nous parlons à haute voix. Si le langage est rapide, non interrompu, les mots se suivent et s'enchaînent automatiquement, et la parole intérieure n'est pas remarquée. Lorsque, au contraire, nous parlons avec lenteur, quand le discours est interrompu par des intervalles et des suspensions, alors, au moment de ces suspensions, la parole intérieure se fait entendre, elle joue en quelque sorte le rôle de souffleur, elle dicte les mots qui vont suivre. « Quand nous parlons à haute voix, dit de Cardaillac [1], nous répétons ce que nous dicte à mesure la parole intérieure; quand nous nous taisons, elle prépare à l'avance nos discours à venir. »

1. De Cardaillac, *loc. cit.*

Dans certains cas, exceptionnels je crois, le bruit, une excitation confuse de l'organe de l'ouïe paraissent favorables au rappel des images auditives. M. Paulhan [1], qui fait cette remarque, observe que le bruit d'une chute d'eau ou d'un train de chemin de fer rend, chez lui, beaucoup plus facile la représentation mentale d'une mélodie. Un fait, cité par cet auteur, et qu'il emprunte aux œuvres de Tourgueneff, bien qu'un peu spécial, met en relief cette tendance de certaines images auditives à se raviver sous l'influence d'un bruit ou d'un son. M. Paolofsky, poursuivi comme nihiliste, était en prison. « Pendant le jour, dit ce dernier, je courais de côté et d'autre dans ma cellule, mes pantoufles criaient; ce bruit, par une bizarrerie inexplicable, me rappelait les refrains de chansons obscènes que j'avais entendu vociférer par les ivrognes attardés dans la rue. Je m'efforce de penser à autre chose... En vain je tâche de faire cesser le dégoût que j'éprouve, je veux me persuader que ces chants ne sont que grotesques, naïfs peut-être... Mais tout à coup une voix de fausset aiguë et fêlée en même temps me les crie aux oreilles, en accentuant avec ironie les passages les plus ignobles... Je jetais mes pantoufles de côté avec fureur et me mettais à courir pieds nus sur les dalles froides du plancher. Ceci faisait passer les hallucinations de l'ouïe. » Hallucinations! le mot est juste. Mais nous allons voir que l'hallucination de l'ouïe n'est que le degré le plus élevé de la représentation mentale auditive.

Après avoir passé en revue les conditions dans lesquelles se manifeste la parole intérieure, nous avons à étudier les caractères de cette dernière.

On a pensé que la meilleure façon de donner une

1. PAULHAN, *le Langage intérieur*. (*Revue philosophique*, janvier 1886, p. 34.)

idée juste de celle-ci, était de la comparer à la parole extérieure; et l'on s'est efforcé de faire ressortir les analogies et les dissemblances qui existeraient entre les deux paroles. La parole intérieure, a-t-on dit, constitue une imitation plus ou moins exacte de la parole extérieure de celui qui parle. Elle a de celle-ci le timbre, le rythme, l'intonation. Elle est seulement plus faible, plus monotone, plus rapide. Bref! la parole extérieure est ce qu'on appelle un état fort, tandis que la parole intérieure est un état faible. Une semblable comparaison est fondée sans doute à quelques égards, car elle permet de se faire de la parole intérieure, *observée dans certaines conditions*, une idée assez exacte. Mais elle irait à l'encontre de la vérité, si l'on prétendait s'en servir pour établir entre la parole intérieure et la parole extérieure une analogie de nature. Or entre ces deux modalités de la parole, il y a toute la distance qui sépare un phénomène centripète d'un phénomène centrifuge, un fait de sensibilité et de mémoire sensorielle, d'un fait de motricité et de mémoire motrice. D'autre part, n'envisager parmi les images verbales auditives que celles qui rappellent par leurs caractères notre propre parole, c'est négliger toute une catégorie de représentations mentales, qui pour avoir, je le veux bien, moins d'importance que les premières, méritent cependant d'être étudiées avec soin.

L'audition mentale, en somme, est susceptible de nous faire percevoir sous forme d'images, c'est-à-dire de sensations conservées et plus ou moins affaiblies, toute la série des bruits, des sons, des mots que nous avons antérieurement entendus. Les images tonales des bruits et même des sons n'ont pas ici à nous préoccuper, car elles n'ont que des rapports dérivés et lointains avec la fonction du langage. Les images des sons musicaux, toutefois, confinent d'assez près à celles des mots; mais elles ne s'identifient pas avec elles. Elles peuvent se fixer en grand nombre dans des cerveaux qui sont d'ailleurs incapables de retenir les images verbales. Il n'est pas exceptionnel de rencontrer des idiots et des microcéphales chez lesquels les représentations de mots sont rares ou à peu près nulles, et qui cependant sont doués d'un certain sens musical. Chez un grand nombre d'enfants, les images des sons musicaux s'installent avant celles des mots. Beaucoup chantent avant de savoir parler. Il en est même chez qui les représentations des sons s'organisent avec une facilité étonnante. Reyer rapporte le cas d'un enfant de 9 mois, qui répétait exactement les notes jouées sur le piano. L'enfant de Stumpf montait régulièrement la gamme en chantant, à l'âge de 14 mois. Le fils d'un compositeur Dvorak (de Prague), à l'âge d'un an, chantait, avec sa nourrice, la marche de *Fatinitza*. A un an et demi, il chantait des mélodies de son père, que celui-ci accompagnait au piano [1].

Il semble donc que dans l'organisation successive des images auditives, les images des sons musicaux viennent immédiatement après celles des bruits ou des sons ordinaires, avant celles des mots. Si l'ordre de stratification est tel, on ne s'étonnera pas que certains aphasiques aient conservé la faculté de chanter, puisque, d'après la loi qui préside à la dégradation de la mémoire, les dernières acquisitions sont les premières à disparaître.

Mais revenons au langage proprement dit, c'est-à-dire aux images auditives verbales. Nous avons à

1. A. KAST, *Ueber störungen des gesangs und des musikalischen gehörs bei aphasischen*, in Aerztlich Intelligensblatt, n° 44, 1885.

envisager ces images à deux points de vue. Nous allons rechercher d'abord quels sont leurs caractères propres et leur nature, suivant leur origine, puis nous étudierons le rôle personnel du cerveau dans la conservation de ces représentations, c'est-à-dire les variétés que présentent, chez les divers individus, les images auditives relativement à leur vivacité et au degré de leur fixité.

Comme la voix que nous entendons le plus souvent est la nôtre, la parole intérieure revêt d'ordinaire les caractères de notre propre parole, son timbre et son rythme. « Ma parole intérieure, dit M. Egger[2], est l'imitation de *ma* voix... La parole intérieure est *comme* une parole, et ma parole intérieure est comme ma parole. » C'est en effet ce qui a lieu souvent, mais non toujours. Lorsque notre parole intérieure reproduit des phrases qui ont été prononcées ou même sont supposées avoir été prononcées par des personnes étrangères, il est rare que l'image auditive revête le timbre et les caractères de notre parole à nous.

Le fait a lieu tout au plus lorsqu'il s'agit d'un mot prononcé par quelqu'un que nous n'avons jamais entendu. Quand j'analyse les caractères de l'image auditive qu'éveillent, chez moi, ces mots : « L'Empire c'est la paix », j'entends les mots comme si ma propre voix les prononçait. Cela tient à ce que je n'ai jamais entendu la voix de Napoléon, et ne me suis pas habitué à prêter à ce dernier une voix de convention. Il peut en être autrement pour la parole d'orateurs que nous n'avons jamais ouïs, mais auxquels nous sommes accoutumés à supposer un timbre de voix spécial. Quand je réfléchis à cette phrase : « La République sera conservatrice ou elle ne sera pas, » j'entends un murmure

2. V. EGGER, *loc. cit.*, p. 67.

qui n'a plus les caractères de ma propre voix, mais ceux de la parole imaginaire que j'ai pris l'habitude d'attribuer à M. Thiers. Si maintenant nous nous représentons des mots prononcés par une personne bien connue de nous, dont la parole a souvent frappé notre oreille, vivement et fréquemment impressionné notre cerveau, ces mots retentissent à notre esprit avec le rythme, l'accent, le timbre que nous sommes accoutumés de trouver à la parole de la personne qui les dit. Tout le monde a pu se rendre compte du fait. Au sortir du théâtre ne sommes-nous pas obsédés souvent par l'image auditive qu'ont laissée chez nous de jolis vers ou une belle tirade, débités par un acteur favori? Or ces vers ou cette tirade nous les entendons comme il y a un instant, lorsque nous étions assis dans notre stalle. L'acteur, il est vrai, débite maintenant à voix basse, mais cette voix a les mêmes caractères qui nous avaient charmés tout à l'heure.

M. Egger, qui ne méconnaît pas ces faits, nous semble ne pas leur avoir attribué toute l'importance qu'ils méritent. Préoccupé surtout d'établir un parallèle entre la parole intérieure et l'extérieure, il ne s'est pas, à notre sens, suffisamment pénétré de ce fait que le bagage de la parole intérieure est constitué par la collection des images auditives verbales, quelles qu'elles soient, qui ont pris racine dans notre cerveau. M. Egger a raison, lorsqu'il dit que la parole intérieure impersonnelle, celle dont nous venons de parler, n'est pas la parole intérieure la plus fréquente; il nous semble avoir tort lorsqu'il avance qu'elle n'est pas *la vraie*. Elle est la vraie au même titre que la parole intérieure personnelle.

En résumé, l'audition mentale consiste dans la résurrection des sensations auditives perçues par notre cerveau et retenues sous forme d'images. Comme ces sensations sont de différents ordres, sensations de bruits, de sons musicaux, de mots, il y a une audition mentale des bruits, des sons musicaux, des mots. On pourrait appeler cette dernière l'*audition mentale verbale*. C'est elle qu'on désigne aussi communément du nom de *parole intérieure*. L'audition mentale verbale emprunte ses éléments constitutifs à la collection des images auditives de mots que nous avons acquises, et ces images auditives ont des caractères très différents suivant la nature de la sensation dont elles constituent le *résidu*.

Nous avons eu en vue jusqu'à présent l'étude des caractères des représentations auditives basés sur la nature de la sensation productrice. Mais ce n'est là qu'un côté secondaire, dans l'histoire de l'audition mentale. Ce qu'il importe maintenant de bien mettre en relief, c'est la différence de réaction des divers cerveaux en présence de sensations auditives analogues. Trois points sont ici à envisager successivement : 1° la facilité avec laquelle le cerveau retient la sensation sous forme d'image ; 2° l'adhérence de cette image, c'est-à-dire la durée de sa persistance, alors qu'elle n'est pas rajeunie par des sensations nouvelles ; 3° enfin la vivacité fort variable des représentations auditives.

J'insisterai peu sur les deux premiers points. C'est un fait bien connu qu'il y a des différences profondes entre les diverses personnes, au point de vue de la mémoire auditive. On a cité bien des fois le cas de Mozart notant de souvenir, après une seule audition, le *Miserere* de la chapelle Sixtine. Si l'on rapproche de ce cas celui des gens, et ils sont nombreux, qui sont incapables de retenir le moindre air de musique, on mesurera toute la distance qui sépare, au point de vue de la mémoire musicale au moins, les individus les mieux doués de ceux qui le sont le moins. Il en est d'ailleurs des mots comme des sons. On connaît ces personnes chez qui, suivant le dicton populaire, « les mots entrent par une oreille et sortent par l'autre ». Comme il y a loin de ces dernières à ce correspondant d'un important journal étranger, par exemple, qui posséderait, nous assure-t-on, la faculté de reproduire de mémoire, avec une exactitude presque parfaite, un long discours qu'il vient d'entendre. Mais ces différences individuelles constituent des faits trop connus et trop banals pour que nous nous y arrêtions plus longtemps. Il est une particularité que nous tenons toutefois à relever parce qu'elle peut trouver son application à propos de l'aphasie : c'est qu'il ne nous semble pas y avoir un parallélisme nécessaire entre la mémoire auditive de la musique et la mémoire auditive des mots. Nous connaissons notamment un musicien distingué qui, doué pour les sons d'une mémoire auditive très remarquable, se rappelle les mots en invoquant plutôt sa mémoire visuelle que celle de l'oreille.

Si la facilité d'acquisition des souvenirs par l'ouïe est très variable suivant les personnes, il en est de même du degré de persistance ou d'adhérence de ces images. Il serait oiseux d'insister. Nous rappellerons seulement que cette adhérence des représentations auditives est mise en évidence par l'exemple de certains sourds qui restent en possession d'une riche collection d'images, acquise à une époque plus ou moins précoce de la vie, avant l'apparition de la surdité. C'était le cas de cet homme dont parle M. Delbeuf, qui, bien que sourd depuis cinquante ans, entendait cependant parler durant le rêve[1]. C'était aussi le cas de Beethoven qui était privé de l'ouïe depuis longtemps, lorsqu'il composa quelques-unes de ses plus belles

1. DELBEUF, *Sommeil et rêves*. (*Revue philosophique*, 8, p. 349.)

symphonies. Chez lui l'image des sons était évidemment assez vive et assez présente pour suppléer la sensation absente.

La vivacité des représentations verbales auditives varie beaucoup suivant les circonstances et les personnes. Il est des gens chez qui ces représentations sont à peine sensibles. M. Paulhan[1], par exemple, observe que, chez lui, elles « sont généralement très faibles, sans couleur, sans timbre, ou avec un timbre très faible, abstraites pour ainsi dire, psychiques, comme on eût dit jadis ». Il en est d'autres au contraire chez qui ces images ont une personnalité mieux accusée : chez M. Egger la parole intérieure a le timbre, le rythme et l'intonation de la parole extérieure. Par gradation insensible les représentations auditives peuvent acquérir une vivacité telle qu'elles équivalent presque à la sensation. Elles constituent alors les formes *vives* de la parole intérieure, par opposition aux précédentes qui réalisent la modalité *faible*. Les images vives exigent d'ordinaire pour se produire un certain état d'excitation des fonctions cérébrales. C'est évidemment à elles qu'on a fait allusion quand on a parlé des poètes écrivant sous la dictée de la Muse. Lorsqu'on imagine un dialogue auquel on prend part, mieux encore, lorsqu'on écrit ce dialogue, il n'est pas rare d'entendre avec une certaine netteté la parole de l'interlocuteur. On est alors le jouet conscient d'une image vive. « Diderot, raconte M. Scherer[2], causeur infatigable, discuteur acharné, avait toujours en imagination un interlocuteur devant lui : passionné pour le drame, il dramatisait ses pensées, il supposait l'objection et se donnait lui-même la réplique. » Certaines

1. F. Paulhan, *le Langage intérieur et la pensée.* (*Revue philosophique*, n° 1, 1886, p. 32.)
2. Scherer, *Étude sur Diderot*, 1879, citée par V. Egger.

images auditives s'imposent à l'esprit avec une vivacité et une persistance telles qu'elles deviennent obsédantes. C'est ce qui eut lieu dans le cas suivant, où l'image auditive fut éveillée par une image visuelle. Le fait est rapporté par M. Taine[1] : « Théophile Gautier, dit cet auteur, me raconte qu'un jour, passant devant le Vaudeville, il lit sur l'affiche : « La polka sera dansée par M... » Voilà une phrase qui s'accroche à lui et que désormais il pense incessamment et malgré lui par une répétition automatique. Au bout de quelque temps, ce n'est plus une simple phrase mentale, mais une phrase composée de sons articulés, munie d'un timbre et en apparence extérieure. Cela dura plusieurs semaines et il commençait à s'inquiéter, quand tout à coup l'obsession disparut. »

On voit que, chez Gautier, l'image avait acquis une vivacité telle qu'elle était arrivée à recouvrer le caractère qui différencie le phénomène psychique sensation du phénomène représentation, c'est-à-dire l'extériorité. L'extériorité appartient, en effet, aux images *fortes*, comme à la sensation. L'image auditive forte n'est déjà plus physiologique, on peut la classer parmi les manifestations morbides : c'est en somme l'hallucination de l'ouïe, avec conscience ou non, de la part du sujet, de la nature hallucinatoire de la perception. Nous ne saurions nous arrêter sur la description détaillée de ces images fortes, qui nous entraînerait hors de notre sujet[2]. Contentons-nous de rappeler, parmi les exemples les plus connus de ces images, le fameux Démon de Socrate et les voix de Jeanne d'Arc.

Nous connaissons maintenant les caractères généraux des représentations auditives verbales. Nous avons vu

1. *De l'intelligence*, t. I, p. 434, 2e édition.

2. A propos des hallucinations et de leur nature, lire le travail de M. Binet : *l'Hallucination*, recherches théoriques et pratiques, in *Revue philosophique*, avril et mai 1884.

quelles sont les circonstances les plus favorables à l'étude de ces représentations, quelle est leur nature en tant qu'elles reproduisent notre parole ou une parole étrangère, la facilité variable avec laquelle elles s'organisent, le degré de leur adhérence, enfin la physionomie qu'elles revêtent suivant qu'elles sont faibles, vives ou fortes. Il nous reste à dire un mot sur l'importance du rôle qu'elles jouent chez chacun de nous, dans la fonction du langage, relativement aux autres représentations verbales, visuelles ou motrices.

Les représentations verbales auditives sont certainement les plus importantes de toutes au point de vue du langage intérieur. Il n'est personne, croyons-nous (sauf les sourds de naissance), qui en soit complètement dépourvu. Ce sont elles qui remplissent le plus habituellement, dans l'exercice des fonctions cérébrales, le rôle de substituts de l'idée. Nous sommes donc tous *auditifs* à un certain degré, en ce sens que nous avons tous à notre disposition un certain nombre d'images auditives des mots, dont nous faisons un emploi courant. Nous verrons plus loin que, dans des cas exceptionnels, ces images auditives sont reléguées pour ainsi dire à l'arrière-plan, les représentations visuelles ou motrices acquérant chez quelques personnes, par suite des dispositions héréditaires et peut-être aussi du genre d'éducation, une prépondérance marquée. Mais chez le plus grand nombre d'entre nous, au contraire, ce sont les images auditives qui sont prédominantes. Chez quelques personnes même (de Bonald, de Cardaillac, M. V. Egger en sont la preuve) les représentations auditives des mots effacent en quelque sorte toutes les autres. Les gens ainsi doués ne font pas usage ou ne font qu'un usage fort restreint des images visuelles et motrices de mots, ce sont des AUDITIFS.

CHAPITRE III

LA VISION MENTALE

ÉTUDE DESCRIPTIVE DES IMAGES VISUELLES DES MOTS

Les visuels.

Il convient de mettre en regard des individus dont nous venons de parler, et qui répondent au type AUDITIF, ceux, plus rares à la vérité, chez qui la pensée se formule en mots écrits. Ces derniers qu'on peut appeler les VISUELS, n'*entendent* pas leur pensée, ils la *lisent*. La langue n'est pour eux, comme l'a dit Rivarol, qu'une simple peinture.

Les images visuelles des mots qui, chez ces personnes, acquièrent une importance telle qu'elles constituent presque à elles seules tout le langage intérieur et relèguent à l'arrière-plan les représentations auditives ou motrices, existent plus ou moins accusées chez tous les sujets qui savent lire. Nous allons étudier les caractères de ces images, comme nous l'avons fait des images auditives.

La vision mentale des mots n'est qu'un cas particulier de la vision mentale envisagée d'une façon générale, c'est-à-dire comprenant, avec la vision des signes, celle des objets. Aussi est-il indispensable, pour qu'on puisse comprendre ce qui a trait à la vision mentale des mots, d'avoir quelques notions sur les représentations visuelles des choses.

Lorsqu'un objet, une forme, c'est-à-dire un contour, une ombre ou une couleur ont frappé notre rétine, l'impression produite sur la couche corticale du cerveau par la forme, l'ombre ou la couleur de l'objet ne disparaît pas en même temps que la cause productrice de la sensation. Elle se fixe au contraire dans la mémoire, où elle persistera plus ou moins longtemps. Elle sera dès lors susceptible d'être reproduite, ravivée, en dehors de toute intervention de l'objet qui l'a une première fois déterminée et sous l'influence de diverses associations de sensations et d'idées.

La facilité avec laquelle une sensation se fixe sous forme d'image dans la mémoire, la durée de persistance de ces images et leur vivacité sont fort différentes d'un individu à un autre. Que certaines personnes gardent plus aisément que d'autres le souvenir des impressions qui ont été transmises au cerveau par la rétine : c'est là un fait de notion vulgaire et sur lequel nous n'avons pas à nous appesantir. Quant au degré d'adhérence et à la durée de persistance des images engendrées par ces impressions, quelques particularités sont à relever. Dans les conditions habituelles de la vie, la plupart de nos images visuelles sont entretenues par la reproduction des sensations qui les ont une première fois déterminées. Il n'en est pas de même chez les personnes qui ont depuis longtemps perdu l'usage de la vue. Chez elles cependant on peut constater la persistance d'images visuelles très nettes, dont l'origine, on le conçoit, est antérieure à l'apparition de la cécité. Une ataxique du service de M. Charcot, aveugle par atrophie des nerfs optiques, avait la vision mentale fort nette de maisons de briques, d'arbres, d'enfants jouant autour d'elle. Depuis 7 ou 8 ans, cependant, son cerveau n'avait perçu aucune impression lumineuse. Milton était aveugle depuis longtemps déjà lorsqu'il écrivit quelques-unes des pages de son *Paradis perdu*, où se retrouvent les plus pittoresques descriptions. M. Delbeuf[1] cite un homme qui avait perdu la vue depuis 35 ans et cependant avait des visions dans ses rêves.

Il est particulièrement intéressant d'étudier les variétés individuelles que présentent au point de vue de leur *vivacité* les représentations visuelles. Ces variétés constituent toute une gamme commençant aux sujets chez qui les représentations sont très faibles et se terminant à ceux chez lesquels les images visuelles ont le caractère hallucinatoire. Nous sommes tous visuels à un certain degré. Il nous serait impossible sans cela de nous rappeler le visage de nos parents, les dispositions des maisons dans une rue, etc. Il est peu de professions ou de genres d'études qui ne nécessitent l'utilisation de la faculté de représentation visuelle des objets. Dans les sciences naturelles, on fait constamment appel à cette faculté, et l'on s'imagine mal un botaniste incapable de voir par la pensée une fleur qu'il a précédemment étudiée, ou un médecin ne pouvant se représenter les facies plus ou moins typiques dont la séméiologie a précisé les caractères. On peut concevoir cependant qu'une intelligence, d'ailleurs très brillante, soit médiocrement douée au point de vue de l'aptitude aux représentations visuelles. C'est ce qu'on constate chez les personnes adonnées plutôt à l'étude des sentiments qu'à celle des réalités concrètes. M. Taine a tracé, dans son style si merveilleusement imagé, sa propre observation qui trouve ici sa place : « Pour mon compte, dit-il, je n'ai qu'à un degré ordinaire la mémoire des formes, à un degré un peu plus élevé celle des couleurs. Je re-

1. Delbeuf, *Sommeil et rêves* (*Revue philos.*, 8, p. 349).

vois sans difficulté, à plusieurs années de distance, cinq ou six fragments d'un objet, mais non son contour précis et complet; je puis retrouver un peu mieux la blancheur d'un sentier de sable dans la forêt de Fontainebleau, les cent petites taches et raies noires dont les brindilles de bois le parsèment, son déroulement tortueux, la rousseur vaguement rosée des bruyères qui le bordent, l'air misérable d'un bouleau rabougri qui s'accroche au flanc d'un roc; mais je ne puis tracer intérieurement l'ondulation du chemin, ni les saillies de la roche; si j'aperçois en moi-même l'enflure d'un muscle végétal, ma demi-vision s'arrête là [1]; au-dessus, au-dessous, à côté, tout est vague. »

Chez M. Taine, on vient de le voir, les images visuelles, du moins les images des contours et des formes, sont des images *faibles*. Chez d'autres personnes ces images acquièrent au contraire une grande vivacité. Les joueurs d'échecs ont en général une remarquable facilité à suivre par la pensée et avec les « yeux de l'esprit » le mouvement des pions sur l'échiquier. Chez les peintres qui exercent constamment leur centre visuel, et chez qui, d'ailleurs, l'aptitude pour le dessin et la couleur témoigne d'une activité particulière de ce centre, les représentations visuelles se produisent souvent avec une intensité telle qu'elles confinent à l'hallucination. C'est certainement à cette faculté de conserver vives l'empreinte des sensations de la vue, que Horace Vernet et Gustave Doré devaient de pouvoir reproduire, j'allais dire copier, un portrait de mémoire. Copier! serait en effet le mot juste : les dessinateurs les mieux doués ne font ordinairement que calquer les contours de l'image, qu'ils objectivent mentalement sur le papier ou sur la toile.

1. H. Taine, *De l'intelligence*, t. I, p. 79, 2e éd.

M. Brierre de Boismont[1] raconte qu'un professeur de l'École impériale de dessin de Paris avait cherché à tirer parti, au profit de ses élèves, de cette faculté de représentation mentale. « Il met devant eux, dit-il, un modèle et leur dit de l'examiner, puis au bout de quelques minutes, il le leur enlève, et le fait dessiner de mémoire. Nous transcrivons les réponses des élèves aux questions qu'il leur a adressées sur ce procédé : — D. Lorsque, après avoir étudié votre modèle, il vous est retiré et que vous cherchez à le dessiner de mémoire, quel moyen employez-vous ? — R. Je cherche à me figurer mon modèle, je ne le vois que confusément. — Autre : Je le vois mieux en fermant les yeux. — D. Comment faites-vous quand le modèle est trop confus ou disparaît? — R. Je fais effort et il devient plus visible; quelquefois il m'échappe tout à fait, mais avec de la peine je parviens à le faire revenir. — D. Voici quatre mois que vous exercez, éprouvez-vous toujours autant de peine? — R. Non. L'image est beaucoup plus distincte que dans les premiers temps, et, si elle s'en va, je la fais revenir presque à volonté. » Un peintre, dont Wigan rapporte l'histoire, n'avait pas besoin de plus d'une séance pour peindre un portrait. Il devait cette étonnante facilité à un pouvoir de représentation mentale très grand. « Lorsqu'un modèle se présentait, racontait le peintre de Wigan, je le regardais attentivement pendant une demi-heure, esquissant de temps en temps ses traits sur la toile. Je n'avais pas besoin d'une plus longue séance. J'enlevais la toile et je passais à une autre personne. Lorsque je voulais continuer le premier portrait, je prenais l'homme dans mon esprit, je le mettais sur la chaise, *où je l'apercevais aussi distinctement que s'il eût été en réalité,* et je puis même ajouter avec des for-

1. Brierre de Boismont, *Des hallucinations*, p. 450.

mes et des couleurs plus arrêtées et plus vives. Je regardais de temps à autre la figure imaginaire et je me mettais à peindre ; je suspendais mon travail pour examiner la pose, absolument comme si l'original eût été devant moi; *toutes les fois que je jetais les yeux sur la chaise, je voyais l'homme*[1]. » Pierre de Laar (Bamboccio) contemporain de Cl. Lorrain, possédait une faculté analogue à celle du peintre de Wigan : il regardait un objet et longtemps après le reproduisait formes et couleurs[2]. Henri Regnault a décrit inconsciemment, dans un style d'un coloris remarquable, ce procédé de représentation mentale, familier aux peintres, et qui confine, dans le cas dont nous venons de parler, à l'hallucination. « Je veux faire revivre, écrivait-il du Maroc, les vrais Maures riches et grands, terribles et voluptueux. Je monterai d'enthousiasme en enthousiasme, je m'énivrerai de merveilles jusqu'à ce que, complètement halluciné, je puisse retomber dans notre monde morne et banal, *sans craindre que mes yeux perdent la lumière éclatante* qu'ils auront vue pendant deux ou trois ans. Quand, de retour à Paris, je voudrai voir, je n'aurai qu'à fermer les yeux, et alors Mauresques, fellahs, Indous, colosses de granit, éléphants de marbre blanc, palais enchantés, plaines d'or, lacs de lapis, villes de diamants, *tout l'Orient m'apparaîtra de nouveau...* Oh ! quelle ivresse de lumière[3] ! »

S'il y a entre la vision mentale des formes et des couleurs et l'hallucination visuelle proprement dite des différences de degré, considérables quelquefois, légères dans d'autres cas, nous ne pensons pas qu'il y ait dif-

1. Cité par Brierre de Boismont, *loc. cit.*, pp. 27 et 28.
2. *Revue des Deux Mondes*, 1884, *Étude sur Cl. Lorrain*, par E. Michel.
3. *Journal des Débats*, 16 octobre 1884, article sur Henri Regnault, par Charles Clément.

férence de nature; l'hallucination consciente ou inconsciente nous paraît n'être que l'image visuelle à l'état fort. Gustave Flaubert, dans une lettre à Taine, proteste contre cette interprétation : « N'assimilez pas, dit-il, la vision intérieure de l'artiste à celle de l'homme vraiment halluciné. Je connais parfaitement les deux états. Il y a un abîme entre eux. » Mais les arguments que Flaubert apporte à l'appui de son opinion, sont d'un artiste, non d'un psychologue [1]. Plus on analyse les représentations visuelles en passant en revue toute la série, des images faibles aux images vives et aux images fortes, plus on se convainc que l'hallucination est le dernier terme de cette série. Il en est ainsi aussi bien des hallucinations pathologiques, que de celles observées à l'état physiologique, dans la phase qui sépare la veille du sommeil (hallucinations hypnagogiques), pendant le sommeil naturel ou dans le sommeil provoqué. Lorsqu'une personne hypnotisée voit les rats, les serpents, les chiens dont on lui suggère l'idée, elle ne fait autre chose que raviver des images latentes.

Une expérience fort curieuse de Wundt montre bien l'étroite analogie de nature qui existe non seulement entre la représentation mentale et l'hallucination, mais encore entre cette représentation et la sensation correspondante. On sait qu'après avoir fixement regardé un carton ou un objet rouges, on éprouve, après la sensation du rouge, celle de la couleur complémentaire c'est-à-dire du vert. Or, chez certaines personnes chez qui les représentations mentales visuelles sont vives, la sensation du vert se produit non seulement à la suite de la sensation, mais de la simple idée, c'est-à-dire à la suite de l'image mentale ravivée du rouge.

On aura bien saisi, nous l'espérons, par les détails

1. Taine, *loc. cit.*, p. 471.

dans lesquels nous venons d'entrer, ce qu'est la vision mentale. Si nous nous sommes arrêté, un peu complaisamment peut-être, sur des détails qui ne font pas implicitement partie de l'étude du langage intérieur, c'est que, pour comprendre ce qui va suivre, il était important de fixer avec netteté certains points qui se dégagent des développements précédents. Je résumerai ces points en quelques propositions :

1° La vision mentale est cette faculté que nous avons de conserver, sous forme d'images, le souvenir plus ou moins affaibli de nos sensations visuelles, et de reproduire et raviver ces images sous l'influence de diverses sollicitations, par association d'idées.

2° Cette faculté existe chez chacun d'entre nous. Mais elle est très inégalement développée. Tandis que certaines personnes ne conservent des objets qu'un souvenir vague et une image à contours indécis, d'autres ravivênt leurs images visuelles avec une grande facilité; ces images ont chez eux une netteté telle que l'objet imaginaire a presque toute la précision de l'objet réel.

Nous connaissons les caractères principaux de la vision mentale des objets, il nous sera facile de traiter brièvement de la vision mentale des signes[1]. Avant d'aller plus loin arrêtons-nous un instant sur le rôle très différent des représentations auditives et visuelles dans le concert des phénomènes intellectuels. Il est remarquable en effet que la fonction de ces deux ordres de représentations, envisagée chez la moyenne des individus, n'est pas la même. Les représentations auditives sont, nous l'avons vu, surtout des représentations de signes, c'est-à-dire de mots entendus. Les re-

1. On trouvera quelques développements intéressants sur la vision mentale des objets et des signes dans la thèse de G. Croutoneau, *Étude clinique et expérimentale sur la vision mentale*. Th. Paris, 1884.

présentations visuelles, au contraire, sont par essence représentations de choses, exceptionnellement représentations de mots. Réciproquement, l'image *idée* est surtout une image visuelle et, comme le fait remarquer M. Charcot (leçons orales, inédites), toutes les autres images constitutives de l'idée se cachent derrière cette image visuelle. Lorsque nous imaginons un chien, c'est l'image visuelle de l'animal qui apparaît tout d'abord, bien avant celle de l'aboiement (image auditive). Il en est de même si nous nous représentons une fleur, un fruit; les représentations d'odeur, de saveur, sont au premier abord effacées ou dissimulées par l'image dominante, c'est-à-dire l'image visuelle. Il n'est pas jusqu'aux idées abstraites qui ne s'imposent à notre esprit plutôt sous forme d'images visuelles que d'images sonores. Si nous songeons au cercle, au triangle, c'est *tel* cercle, *tel* triangle qui se présente à nos yeux : nous *voyons* la figure géométrique spéciale avant d'avoir *entendu* ou vu le mot abstrait. Bien plus, lorsque notre pensée se porte sur un de ces mots qui ne sont les substituts d'aucune idée susceptible d'être réduite à l'état d'image concrète, comme le mot Dieu, par exemple, nous créons artificiellement, dans bien des cas, une image visuelle d'objet qui non seulement accompagne le mot, mais l'efface momentanément. L'idée que le mot Dieu consacre s'est tellement dégagée, à travers les âges, de toutes les formes matérielles, grossières d'abord, puis de plus en plus épurées qui l'avaient longtemps enveloppée, que dans l'opinion conventionnelle qu'on s'en fait aujourd'hui, elle se réduit à une représentation verbale. C'est une abstraction, donc un mot, Dieu c'est le *verbe*. Eh bien, même pour cette conception, qui ne peut avoir d'autre réalité, dans la donnée chrétienne ou spiritualiste, qu'une réalité verbale, nous invoquons, quand l'idée de Dieu nous vient à l'esprit, une image visuelle qui exprime plus clairement que l'image verbale l'idée dont il s'agit : nous nous *représentons* Dieu, par exemple, sous les traits d'un Christ ou d'un Bouddha.

Bien que la plupart des représentations visuelles soient des images d'objets et que le plus grand nombre des images de mots soient auditives, néanmoins, chez les individus éduqués, les images visuelles verbales tiennent une place, petite ou grande, parmi les phénomènes psychiques. Quand nous avons appris une leçon et que nous cherchons à la réciter, d'ordinaire nous la lisons mentalement, même si nous appartenons au groupe des auditifs ou des moteurs. Nous aurons plus tard l'occasion de revenir sur les cas dans lesquels les représentations visuelles de mots, bien que jouant un rôle, ont un rôle accessoire et effacé. Nous nous proposons de montrer ici que chez certains individus, prédisposés par hérédité, et chez lesquels d'ordinaire l'éducation a développé la prédisposition, les images de signes sont surtout visuelles. Ces personnes *n'entendent* pas leur pensée, elles la *lisent*. C'est en faisant allusion à elles que Charma, qui lui-même était visuel, a pu dire : « Nous pensons notre écriture, comme nous écrivons notre pensée [1]. »

La plupart des mathématiciens font partie du groupe. Le langage mathématique, abstrait entre tous, n'a pas de réalité auditive. Il ne parle qu'à la vue. Aussi les individus très doués pour les mathématiques sont-ils nécessairement visuels à un degré accusé. « Les enfants que l'on habitue à calculer de tête, observe M. Taine [2], écrivent mentalement à la craie, sur un tableau imaginaire, les chiffres indiqués, puis toutes leurs opérations partielles, puis la somme finale, en sorte qu'au fur et à

1. CHARMA, *Essai sur le langage*, 2e éd., 1866.
2. TAINE, *loc. cit.*, t. I, p. 81.

mesure ils revoient intérieurement les diverses lignes de figures blanches qu'ils viennent de tracer. Les enfants prodiges qui sont des mathématiciens précoces, rendent sur eux-mêmes le même témoignage. Le jeune Colborn, qui n'avait jamais été à l'école et ne savait ni écrire ni lire, disait que pour faire ses calculs « il les voyait clairement devant lui ». Un autre déclarait « qu'il voyait les nombres sur lesquels il opérait comme s'ils eussent été écrits sur une ardoise ». M. Galton [1] a relaté des faits semblables, et l'observation de G. Bidder qu'il rapporte, est à rapprocher de celle de Colborn.

A cet auteur revient aussi le mérite d'avoir montré, par des observations recueillies auprès de personnes susceptibles de s'analyser et de rendre bien compte de leurs impressions (membres de la Société royale de Londres, de l'Institut de France, professeurs des collèges anglais), que, chez un certain nombre de sujets, l'image visuelle du mot domine et même efface l'image auditive. « Quelques personnes (un petit nombre), dit M. Galton, voient mentalement comme imprimé chaque mot qu'elles prononcent. Elles se servent de l'équivalent visuel et non de l'équivalent auditif du mot. Et en parlant, *elles lisent les mots comme s'ils étaient imprimés* sur une de ces longues bandes de papier dont on se sert dans la transmission des dépêches télégraphiques. »

Les exemples d'individus exclusivement ou principalement visuels ne sont pas très communs. Nous en connaissons cependant quelques-uns. Prévost (de Genève)[2], Charma [3], étaient du nombre. Un malade observé par

1. Fr. Galton, *Inquiries into human faculty and its developpement*. London, 1883, p. 133.
2. Prévost (de Genève), *Essais de philosophie*, an XIII, t. I, p. 246.
3. Charma, *loc. cit.*

M. Charcot et dont M. Bernard [1] a rapporté l'histoire est un type de visuel très remarquable. Chez lui la mémoire « était surtout une mémoire visuelle. La vision mentale lui donnait, au premier appel, la représentation des traits des personnes, la forme et la couleur des choses, avec autant de netteté, assure-t-il, et d'intensité que la réalité même. Recherchait-il un fait, un chiffre relaté dans sa correspondance volumineuse et faite en plusieurs langues? il les retrouvait aussitôt dans les lettres elles-mêmes, qui lui apparaissaient dans leur teneur exacte, avec les moindres détails, irrégularités et ratures de leur rédaction. Récitait-il une leçon alors qu'il était au collège? un morceau d'un auteur favori plus tard? deux ou trois lectures avaient fixé dans sa mémoire la page avec ses lignes et ses lettres, et il récitait en lisant mentalement le passage voulu, qui, au premier appel, se présentait à lui avec une grande netteté. — Pour faire une addition, M. X... n'avait qu'à parcourir les diverses colonnes de chiffres étalées devant lui, fussent celles d'un grand livre, et il alignait le total sans hésitation, tout d'un coup, sans être obligé de se livrer à ces opérations de détail, chiffre à chiffre, qu'on a coutume de faire. Il exécutait pareillement les diverses opérations de l'arithmétique. Il ne pouvait se rappeler un passage d'une pièce de théâtre qu'il avait vu jouer sans qu'aussitôt il n'évoquât les détails de la salle elle-même... La *mémoire auditive* a constamment fait défaut à M. X..., elle n'a jamais paru chez lui que sur le second plan. Il n'a jamais eu, entre autres, aucun goût pour la musique. » — M. Paulhan [2] rapporte une lettre fort curieuse d'un *visuel*. De cette lettre écrite par M. Montchal, bibliothécaire de la Société de lecture de Genève, nous détachons le passage suivant :

1. D. Bernard, *Progrès médical*, 21 juillet 1883.
2. Paulhan, *loc. cit.*, p. 29.

« Quand je pense à un mot ou à une phrase, je vois assez nettement ce mot ou cette phrase imprimés en caractères ordinaires, ou écrits de mon écriture ou de toute autre écriture; les lettres d'un mot se détachent assez bien, et les intervalles entre chaque mot écrit en noir m'apparaissent aussi. Je les vois en blanc. *Toutes mes représentations de mots sont surtout visuelles.* Pour retenir un mot que j'entends pour la première fois, il me faut lui donner tout de suite une orthographe; de même quand j'écoute une conversation qui m'intéresse et que je veux me rappeler, il m'arrive souvent de me représenter au fur et à mesure la conversation écrite. »

Le célèbre orateur Hérault de Séchelles était aussi un visuel, comme on peut en juger par ce passage de ses écrits relaté par M. Bernard[2] : « Écrire, dit-il, la mémoire se rappelle mieux ce qu'elle a vu par écrit. *S'en faire comme un tableau dans lequel on lise en quelque sorte, au moment où l'on parle.* — J'ai observé que la mémoire, du moins pour moi, tenait surtout à la place où j'avais vu une chose. Avais-je un souvenir confus de je ne sais quoi? Peu à peu je reportais mon esprit à la place, et la place me rendait l'idée que j'y avais eue. »

Nous avons tenu à rapporter les faits qui précèdent parce qu'ils nous ont paru de nature à donner, mieux que toute description, une idée de la prédominance des images visuelles de mot chez quelques individus.

Il résulte ce qui suit, des développements dans lesquels nous venons d'entrer : 1° si le plus grand nombre des représentations visuelles sont des représentations d'objets, il existe aussi, chez les personnes éduquées,

2. Héraut de Séchelles, *Réflexions sur la déclamation*, opuscule posthume qui se trouve dans un volume intitulé : *Voyage à Montbart*. Paris, an IX, p. 78. Cité par D. Bernard, *De l'aphasie*, Paris, 1885, p. 49.

des représentations visuelles verbales; 2° ces représentations verbales tiennent d'ordinaire dans le langage intérieur une place moins importante que les images auditives; 3° chez certaines personnes cependant, en vertu d'une organisation et peut-être aussi d'une éducation spéciales, les images visuelles de mots ont la prééminence, et les représentations auditives sont reléguées à l'arrière-plan. En d'autres termes il y a des *visuels*, comme il y a des auditifs.

CHAPITRE IV

L'ARTICULATION ET L'ÉCRITURE MENTALES

ÉTUDE DESCRIPTIVE DES IMAGES MOTRICES

Les Moteurs.

On sait à combien d'hésitations et de tâtonnements l'enfant est obligé pour arriver à parler puis à écrire correctement. Il faut qu'il s'opère dans les centres nerveux, par l'éducation et l'apprentissage, une coordination des mouvements nécessaires à la parole et à l'écriture, ou, comme dit M. Ribot, des associations dynamiques secondaires, plus ou moins stables, qui s'ajoutent aux associations anatomiques primitives et permanentes. Une fois ces associations constituées, l'enfant parle et écrit d'une façon réflexe et tout automatique. Les mouvements de la parole et de l'écriture sont en effet ce qu'Hartley appelle des mouvements *automatiques secondaires*.

Mais le mouvement automatique et coordonné n'est pas le seul élément physiologique qui intervienne pendant l'acte de parler ou d'écrire. Il est constamment accompagné d'un phénomène de sensibilité, en vertu duquel nous avons conscience des mouvements exécutés par la langue, les lèvres, le larynx pour la parole, par la main pour l'écriture. La sensation que nous percevons ainsi se dépose dans le cerveau sous forme d'image ou de souvenir. Ce souvenir constitue la mémoire des mouvements coordonnés de la parole et des mouvements coordonnés de l'écriture, chacune de ces mémoires résumant une collection d'images ou de représentations motrices, les représentations *motrices d'articulation* et les représentations *motrices graphiques*.

Nous allons dire quelques mots des unes et des autres.

A. Images ou représentations motrices d'articulation. — On a beaucoup discuté sur la nature de ces images ou représentations de mouvement. On s'est demandé si elles étaient centrifuges ou centripètes, en d'autres termes si elles étaient l'accompagnement naturel et obligé du phénomène cérébral qui commande les mouvements de la parole, ou si au contraire elles résultaient des impressions périphériques recueillies pendant l'exécution du mouvement. Tandis que Bain, par exemple, soutient avec Wundt, Lewes et quelques autres « que la sensibilité qui accompagne les mouvements musculaires coïncide avec le courant centrifuge d'énergie nerveuse et ne résulte pas, comme dans le cas de sensation pure, d'une influence centripète passant par les nerfs afférents ou sensitifs[1] », Ferrier, Ch. Bastian, M. Charcot admettent, avec la plupart des physiologistes contemporains, l'existence d'un sens musculaire analogue aux autres sens, c'est-à-dire procédant par voie d'impressions centripètes[2]. Reproduire ici les

1. Bain, *Les sens et l'intelligence*, tr. fr. Germer-Baillière, 1874.
2. Voir à ce sujet : Ch. Bastian, *Opinions relatives à l'existence et à la nature du sens musculaire*, in *le Cerveau organe de la pensée*, t. II. Appendice. Paris, 1882.

arguments nombreux d'ordre physiologique ou pathologique qui militent en faveur de cette dernière opinion, nous entraînerait sans profit hors de notre sujet. Nous considérons donc la sensation nette ou confuse, suivant les individus, qui accompagne l'acte de la parole ou de l'écriture et lui survit sous forme d'image, comme un phénomène de *réception secondaire* (Charcot).

Les images motrices, qui résultent de ce phénomène, existent sans aucun doute chez chacun de nous. Mais les auteurs ne sont pas d'accord sur l'importance du rôle qu'il convient de leur attribuer dans le langage intérieur. Entre M. Egger, notamment, et M. Stricker[1], le dissentiment est formel : pour M. Stricker les images motrices de mots sont les images prépondérantes, ce sont elles qui tiennent le pas dans le langage intérieur ; nous n'*entendons* pas notre pensée, nous la *parlons*. D'après M. Egger au contraire, les représentations motrices de mots ont peu d'importance et sont à reléguer à l'arrière-plan. Elles sont dominées de beaucoup par les représentations auditives. Nous ne *parlons* pas notre pensée, nous l'*entendons*.

Une contradiction aussi nette entre deux auteurs également recommandables, aurait de quoi nous surprendre s'il n'était aisé d'en trouver la raison. M. Egger et M. Stricker ont péché en généralisant leur cas propre. Ce qu'avance M. Egger est vrai pour M. Egger qui est auditif, et cesse de l'être pour M. Stricker qui est moteur. Le premier *entend* sa pensée ; le second, nous allons le voir, la *parle* mentalement.

Ce qui précède suffit à établir que les représentations motrices d'articulation, pas plus que les représentations verbales auditives ou visuelles n'ont, chez chacun de

1. Stricker, *le Langage et la musique*. Félix Alcan, 1885.

nous, la même vivacité et la même importance. Elles existent vraisemblablement chez tout le monde (j'entends chez tous ceux qui jouissent de la parole articulée); mais tantôt elles sont effacées, dominées par les images verbales visuelles ou auditives, tantôt elles sont prépondérantes. Nous allons les examiner dans le cas où elles affectent ce dernier caractère.

Il est en effet des sujets qui, dans les conditions habituelles de la pensée, sont pas ou peu auditifs, pas ou peu visuels, qui sont au contraire exclusivement ou presque exclusivement *moteurs*. De ces sujets on pourrait dire qu'ils ne voient ni n'entendent leur pensée, mais qu'ils la parlent. Platon semble les avoir ou observés ou pressentis, lorsqu'il dit, dans le *Sophiste*: « La pensée est une parole dans l'âme, une parole de l'âme à elle-même et sans qu'il soit proféré de son[1]. » Montaigne pourrait être à bon droit classé parmi les moteurs si l'on en juge par le passage suivant des *Essais* : « Ce que nous parlons, il faut que nous le parlions premièrement à nous et que nous le fassions sonner au dedans de nos oreilles, avant que de l'envoyer aux étrangères. » Maine de Biran de même considérait le langage intérieur comme une sorte d'écho musculaire[2]. M. Bain, en Angleterre, se rattache à la même doctrine, parce que lui aussi paraît être un moteur. Le langage intérieur, d'après cet auteur, s'accompagne toujours de l'image du mouvement laryngo-buccal, il constituerait comme une sorte de parole interrompue. « La pensée, dit-il, est une parole ou un acte contenu. » Mais l'écrivain qui a mis en relief avec le plus de soin le rôle des représentations verbales motrices est M. Stric-

1. Cette citation sert d'épigraphe au mémoire de M. Baillarger, sur les hallucinations, mémoire communiqué à l'Académie de médecine.

2. Maine de Biran, *Œuvres philosophiques*, éd. Cousin, t. I.

ker[1]. M. Stricker, nous l'avons dit plus haut, est un pur moteur. Nous allons nous convaincre du fait en l'écoutant : « Quand, tranquillement assis, je ferme les paupières et les lèvres, et que je viens à évoquer dans ma mémoire quelques vers bien connus, il me semble, si je fixe mon attention sur mes organes articulatoires, que je parle intérieurement. Mes lèvres sont, il est vrai, closes; mes deux rangées de dents immobiles et presque entièrement rapprochées; ma langue même est immobile, partout en contact immédiat avec tout ce qui l'entoure. Je ne peux même, en concentrant toute mon attention sur mes organes vocaux, découvrir la moindre trace de mouvement. Et cependant il me semble que je prononce le vers auquel je pense. » Et plus loin : « Je ne puis absolument pas me représenter des mots sans percevoir les sentiments (représentations motrices) qui y correspondent. » M. Stricker a décrit avec beaucoup de minutie les caractères des images motrices verbales. Au point de vue où nous nous plaçons, il n'y a nul intérêt à le suivre dans les développements où il entre. Cependant quelques particularités curieuses de sa longue auto-observation méritent d'être relevées. « Immédiatement après qu'un étranger m'a parlé, dit l'auteur, je puis facilement me souvenir de sa voix et des mots qu'il a prononcés; mais ce souvenir s'efface peu à peu. Les mots, à la vérité, restent dans ma mémoire, mais non pas toujours en même temps la voix. La voix des personnes que j'ai entendues fréquemment et longtemps se grave, il est vrai, plus profondément en moi. Je puis encore me souvenir à présent de la voix de mon père, bien qu'il soit mort en 1856. Je puis me souvenir, ne fût-ce

1. Stricker, *Du langage et de la musique.*

qu'obscurément, de la voix de beaucoup de mes professeurs d'université et très vivement de celles des personnes avec lesquelles j'ai été en relations, dans le cours des années dernières. Mais si j'essaie de me rappeler à la mémoire les paroles dont elles se sont servies, je remarque que le souvenir de la voix et celui des paroles ne se rattachent pas fortement l'un à l'autre. Il est vrai qu'au souvenir du premier mot, la voix et les paroles se rattachent bien d'habitude entre elles; mais je remarque plus tard que les mots se réveillent en moi, comme si j'y pensais indépendamment du souvenir de ce que j'ai entendu. »

Ainsi faible adhérence et grande fugacité des images auditives, tendance de ces dernières à laisser la place aux images motrices : voilà ce qui ressort des lignes précédentes. C'est là le caractère saillant du langage intérieur chez M. Stricker, comme d'ailleurs chez tout moteur. Aussi est-ce avec raison que M. Stricker peut dire : « Quand je pense en mots, je dis que les images auditrices n'y prennent, selon la conscience que j'en ai, aucune part. » Et plus loin il ajoute : « L'examen de mes représentations de mots prouve qu'il ne s'y trouve ni image visuelle ni souvenir des caractères de l'écriture. » Un détail très intéressant est encore à relever dans le cas de M. Stricker. Chez lui les représentations musicales ne sont nullement auditives, elles sont motrices au même titre que les images verbales. « Mes représentations relatives au chant sont tout à fait détachées, dit l'auteur, du souvenir de ce que j'ai entendu. Il en est pour moi de la musique comme des sons articulés. Ce que j'ai proprement perçu, les impressions auditives, je l'ai oublié; cependant il m'est en revanche resté quelque chose que je n'ai pas perçu du dehors, mais que je me suis créé à moi-même. Les représentations musicales sont donc, comme celles des mots, dues aux représentations motrices. » On comprend qu'ainsi doué et presque dépourvu d'images auditives, M. Stricker, n'ait pu être, comme il l'avoue d'ailleurs, qu'un bien médiocre musicien. On ne conçoit guère, en effet, qu'on puisse avoir, sans être visuel à un certain degré, des dispositions pour la peinture et le dessin, et l'on ne conçoit pas davantage un musicien, digne de ce nom, qui ne serait auditif à un degré marqué.

On peut juger, par les extraits que nous avons tirés du livre de M. Stricker, de l'intérêt que ce livre présente au point de vue de l'étude des représentations motrices. Le tort de l'auteur a été, je l'ai dit, de vouloir généraliser son cas; aussi le livre se ressent-il du pénible effort qu'a du faire M. Stricker pour contraindre le langage intérieur à s'enfermer dans le cadre trop étroit qu'il lui assigne. Mais si l'on ne cherche dans l'ouvrage que les développements d'une auto-observation des plus intéressantes, on y trouvera de précieux documents. Si l'on met *je*, là où l'auteur a mis *on*, les conclusions du livre sont à peu près inattaquables.

Je ne sais si les personnes chez qui les images motrices d'articulation prédominent d'une façon aussi exclusive que chez M. Stricker, sont nombreuses. Je suis porté à penser que le type moteur n'est pas exceptionnel. Pour ma part, en m'analysant attentivement, depuis que mon attention a été portée de ce côté, c'est-à-dire depuis plusieurs mois, je suis arrivé à me convaincre que je relève de ce type. Chez moi, en effet, les images motrices ont, dans les conditions ordinaires de la réflexion, une intensité très grande. J'ai la sensation très nette que, sauf circonstances exceptionnelles, je ne vois ni n'entends ma pensée, je la parle mentalement. Chez moi, comme chez la plupart des moteurs je pense, la parole intérieure devient souvent assez vive pour que j'arrive à prononcer à voix basse les mots que dit mon langage intérieur. C'est là notre forme d'images vives, à nous moteurs. Je m'explique par cette prédominance, chez moi, des représentations motrices sur les auditives et les visuelles, certaines particularités qu'il n'est pas sans intérêt de relever. Un visuel, chargé de faire une leçon (j'ai entendu naguère M. Charcot rapporter à cet égard des exemples fort topiques), pourra l'écrire dans son entier, puis la lire mentalement en la disant. Il en est autrement du moteur. La mémoire visuelle étant moins accusée chez lui, il aura plus de peine à suivre des yeux le manuscrit, et s'il voulait en parlant recourir au procédé dont le visuel se sert si heureusement, il s'exposerait à de fâcheux arrêts dans le débit. Il est pour moi sans utilité aucune de préparer une leçon dans ses détails, le mieux est de me contenter d'en arrêter les grandes lignes et les divisions principales. Je ne puis en effet (à moins bien entendu d'un exercice prolongé) lire mentalement ma leçon en la faisant. Mais en ma qualité de moteur, je me la rappelle assez nettement quand je l'ai faite. Mes représentations d'articulation me la redisent, et il me serait facile de la reproduire, avec plus d'aisance même et de facilité que lorsque je l'ai faite de premier jet.

Il ne faut pas oublier que les différentes particularités que nous venons de relever, aussi bien chez M. Stricker que chez nous-mêmes, ont été constatées en recourant à l'observation intérieure. Or, à propos de l'observation intérieure appliquée à l'étude des représentations motrices, M. V. Egger a signalé une cause d'erreur possible, sur laquelle M. de Watteville est revenu à son tour et dont il importe que nous disions un mot[1]. Cette cause d'erreur consiste dans la provocation possible, sous l'influence de l'attention, d'images qui, dans les con-

1. Dr Watteville, *Note sur la cécité verbale*, in *Progrès médical*.

ditions normales, restent à l'arrière-plan. Les images motrices d'articulation se manifesteraient sans doute avec netteté lorsque le sujet s'observe; mais en dehors de cette situation, exceptionnelle et spéciale, elles seraient effacées ou faibles. Aussi M. Egger conclut-il que si l'on veut faire une bonne observation, au point de vue qui nous occupe, il ne faut pas observer notre état présent mais plutôt interroger nos souvenirs. Si l'objection a pour but de nous prémunir contre les inconvénients d'une observation défectueuse, sujette à nous donner une fausse idée de l'importance de nos images motrices, il y a lieu d'en tenir compte et, en ce qui nous concerne personnellement, nous l'avons fait. Mais si elle visait à mettre en suspicion la valeur des observations, comme celle de M. Stricker, où la prépondérance des représentations motrices, parmi les formes du langage intérieur, est établie sur une foule de preuves, elle dépasserait le but.

Pour conclure, nous croyons avoir démontré que les représentations mentales des mouvements d'articulation ont leur place marquée parmi les phénomènes constitutifs du langage intérieur, à côté des représentations auditives et visuelles, et que même chez certains individus elles prédominent sur ces dernières, qui sont accessoires et comme effacées.

B. Images et représentations motrices graphiques. — Sommes-nous capables de nous représenter mentalement les mouvements coordonnés que nous exécutons pour écrire les mots? Lorsque j'imagine le mot *carrosse*, je puis le lire, l'entendre ou le parler par la pensée; en d'autres termes j'ai de ce mot des images visuelle, auditive et motrice d'articulation, et toutes trois sont très nettes. Puis-je aussi écrire mentalement le mot? ce qu revient à dire: ai-je dans l'esprit l'image graphique de ce mot? L'observation intérieure me paraît insuffisante à résoudre la question. Quelque effort d'attention que je fasse, je ne puis imaginer les mouvements coordonnés d'écriture; ce qui m'autorise à admettre que, chez moi du moins, les images de ces mouvements sont très faibles. M. Stricker rentre dans mon cas, si l'on en juge par ce qu'il dit des représentations musicales graphiques : « Je n'admets plus, dit-il en effet, la possibilité de se représenter les mélodies au moyen des muscles qui servent à jouer de cet instrument (le violon). » Je ne sais s'il en est de même pour tout le monde, car je ne trouve rien ni dans mes observations ni dans les divers auteurs, de bien net à cet égard. Il est certain en revanche que, chez quelques personnes au moins, l'exécution des mouvements d'écriture peut réveiller dans le cerveau l'idée du mot écrit, ce qui prouve bien, ce me semble, que ces mouvements correspondent à une représentation mentale. Je trouve la preuve du fait chez un malade atteint de cécité verbale, que j'ai observé naguère dans le service de M. Charcot et dont M. Bernard a rapporté l'observation[1]. Cet homme, qui avait perdu la faculté de la lecture, arrivait à comprendre le mot placé sous ses yeux lorsqu'il exécutait avec la main droite les mouvements nécessaires pour copier le mot. Chez lui évidemment l'idée, exprimée par le mot, n'était plus éveillée par l'image visuelle éteinte, mais par l'image motrice graphique. J'aurai l'occasion de revenir sur les particularités de cet ordre.

Un grand nombre de faits relatifs aux représentations motrices en général, à celles du dessin et des gestes notamment, permettent d'entrevoir quelle doit être, chez beaucoup de gens, l'importance du rôle des représentations graphiques, dont les cas pathologiques analogues au précédent mettent en relief la réalité.

1. Bernard, *loc. cit.*, p. 77.

M. A. Binet[1] rapporte quelques-uns de ces faits qui présentent un grand intérêt. « Il y a des personnes, dit-il, qui se souviennent mieux d'un dessin quand elles en ont suivi les contours avec le doigt. Lecoq de Boisbaudran se servait de ce moyen, dans son enseignement artistique, pour habituer ses élèves à dessiner de mémoire ; il leur faisait suivre les contours des figures avec un crayon tenu à distance avec la main, les obligeant ainsi à associer la mémoire musculaire à la mémoire visuelle. Galton rapporte un fait curieux qui vient à l'appui : le colonel Montcraff, dit-il, a souvent observé, dans l'Amérique du Nord, de jeunes Indiens qui visitant par occasion ses quartiers, s'intéressaient beaucoup aux gravures qu'on leur montrait. L'un d'eux suivit avec soin à l'aide de son couteau le contour d'un dessin contenu dans l'*Illustrated News*, disant que de cette façon, il saurait mieux le découper à son retour chez lui. Dans ce cas l'image motrice des mouvements était destinée à renforcer l'image visuelle : ce jeune sauvage était un moteur. »

Dans certaines situations anormales, les représentations motrices de gestes acquièrent une importance exceptionnelle, si bien qu'elles peuvent constituer avec les images visuelles, les seules représentations mentales dont se sert l'individu dans l'acte de la pensée. C'est ce qui a lieu chez les sourds-muets.

Un de ces infirmes observé par Berthier, et dont M. E. Fournié[2] a rapporté l'histoire, était, à ce point de vue, très curieux ; « Je sens quand je pense que mes doigts agissent, disait-il, bien qu'ils soient immobiles. Je vois intérieurement l'image que produit le mouvement de mes doigts. »

1. A. Binet, *la Psychologie du raisonnement*. F. Alcan, 1886, p. 27.
2. E. Fournié, *Essai de psychologie*, 2e part., chap. v.

Un des exemples les plus remarquables et les plus propres à mettre bien en relief le rôle capital que les représentations motrices sont susceptibles de jouer dans des circonstances exceptionnelles, est le fait de Laura Bridgemann rapporté par Kussmaul[1]. Cette jeune fille, devenue *aveugle* et *sourde* à l'âge de deux ans, n'était en possession que du sens du toucher. « Extraordinairement intelligente, elle n'était, il est vrai, pas capable d'apprendre la parole vocale; mais grâce à la pénétration et à l'activité de son maître Howe, elle fut mise en possession du monde de pensées de son entourage par la *parole du toucher*. Malgré sa grande activité intellectuelle, sa mémoire étonnante, un grand instinct d'imitation et un sens du toucher merveilleusement propre à être cultivé, elle ne s'était pas, dans la maison paternelle, sous les soins de sa mère, plus développée qu'un animal intelligent pour l'éducation duquel on se serait donné beaucoup de peine. Elle différenciait dans la maison paternelle les objets les uns des autres, d'après leur forme, dureté, poids et chaleur. Elle imitait les mouvements de sa mère dont elle sentait les mains et les bras, et apprit même à coudre et à tricoter un peu. En peu de mois son état intellectuel se modifia d'une façon étonnante, grâce à la parole que lui apprit le docteur Howe, auprès duquel elle arriva à l'âge de sept ans. Il fit appliquer sur toutes les choses communément usuelles, telles que couteau, fourchette, cuillère, clef, des cartes sur lesquelles le nom de l'objet était écrit en caractères élevés. Laura remarqua que les lignes courbes du mot cuillère étaient aussi différentes des lignes courbes du mot clef que les objets l'étaient eux-mêmes; alors on lui mit entre les mains

1. KUSSMAUL, *Des troubles de la parole*, trad. française. Paris, 1884, p. 22.

des cartes avec les mêmes mots imprimés. Elle remarqua bientôt la similitude des lettres des mots appliqués sur les cartes avec celles des noms d'objets, et comme preuve elle mit la carte du mot clef sur la clef et la carte cuillère sur la cuillère. Plus tard on lui donna les lettres isolément et elle les disposa de façon à faire les mots : livre, clef ; on les mit en tas, on laissa Laura chercher elle-même les lettres et les réunir sous les mots : livre, clef.

« Jusque-là, dit le Dr Howe, l'acte avait été mécanique et le résultat à peu près aussi grand que si l'on apprenait à un jeune chien intelligent divers tours d'habileté. La pauvre enfant était assise dans un état d'étonnement muet et imitait patiemment tout ce que lui prescrivait son maître. Mais, dès lors, la lumière de la vérité parut s'élever chez elle et son intelligence commença à travailler ; elle remarqua qu'elle *avait le moyen de créer un signe* de ce qui se trouvait devant son âme et de le montrer à une autre âme, et dès lors sa physionomie rayonna d'intelligence humaine. »

La lecture par le toucher, telle qu'elle fut apprise à Laura Bridgemann, n'est pas, sans doute, identique à l'écriture. Mais il y a une grande analogie de nature entre les images cérébrales éveillées par la première et la seconde opération. Ce fait, comme celui du sourd-muet dont nous avons parlé plus haut, établit donc le rôle important, dans quelques cas, des représentations mentales de signes engendrées par le toucher et le sens musculaire et qu'on peut désigner sous le terme générique d'*images graphiques*.

CHAPITRE V

CONSIDÉRATIONS SUR LE JEU COMBINÉ DES REPRÉSENTATIONS VERBALES AUDITIVES VISUELLES ET MOTRICES

Les Indifférents

Nous nous sommes attaché jusqu'à présent à indiquer les caractères des représentations verbales auditives, visuelles et motrices. Nous avons pour cela procédé suivant la méthode usitée dans les sciences naturelles, et si heureusement mise à profit par la clinique : nous avons choisi des types, c'est-à-dire des sujets chez lesquels l'une ou l'autre catégorie de représentations se manifestait avec une vivacité exceptionnelle. Nous croyons avoir prouvé qu'il y a, au point de vue du langage intérieur, des *visuels*, des *auditifs* et des *moteurs*, ces derniers se subdivisant eux-mêmes en *moteurs d'articulation* et *moteurs graphiques*.

Il nous reste maintenant à décrire un dernier type, celui qu'avec M. Charcot, on peut appeler le type *indifférent*. Ce type est le plus vulgaire. Il est réalisé chez les gens qui utilisent, pour le langage intérieur, les images des trois catégories, sans qu'il y ait prédominance marquée de l'une d'elles sur les autres. Les individus qui relèvent de ce groupe ne sont plus principalement ou auditifs, ou visuels, ou moteurs, ils sont à la fois moteurs, visuels et auditifs. C'est à eux que s'appliquent ces mots de M. Taine [1] : « A l'état normal nous pensons tout bas par des mots mentalement *entendus*, ou *lus*, ou *prononcés*, et ce qui est en nous c'est l'image de tels sons, de telles lettres, ou de telles sensations musculaires et tactiles du gosier, de la langue et des lèvres. »

Avant d'aller plus loin, comparons un peu les ressources des personnes du type indifférent, à celles des personnes des autres types. Une prédominance accusée de telle ou telle catégorie d'images semble assurer à l'intelligence une prééminence dans telle ou telle direction. Le génie pictural ou musical suppose une vivacité particulière des représentations visuelles ou des auditives. En revanche un équilibre régulier entre les diverses formes de la mémoire verbale est peut-être la garantie la plus certaine contre un trouble profond de la faculté du langage intérieur. Si l'on jouit d'une mémoire visuelle très développée, exclusive des mémoires auditives ou motrices, on pourra tirer un heureux parti de cette faculté ; mais que par accident on vienne à la perdre, on sera dans la situation d'un rentier qui, ayant commis la faute de placer toute sa fortune sur la même maison de banque, serait ruiné le jour où cette maison ferait faillite. Il ne s'agit pas là, du reste, on le verra, d'une hypothèse gratuite. Dans le cas au contraire où le cerveau se sera habitué à utiliser les diverses formes de représentations verbales, si l'une de ces formes s'efface par suite d'une lésion, les autres formes de représentations la suppléeront dans une cer-

1. H. Taine, *loc. cit.*, t. II, p. 26.

taine mesure. On saisira plus loin toute l'importance de cette donnée.

Il nous reste à présenter quelques considérations sur l'usage que font des différentes sortes d'images, les individus du type *indifférent*. Chez ceux-là, pas plus que chez les autres, la mémoire n'est une faculté une. On peut jouir à la fois des mémoires auditive, visuelle et motrice, sans faire également concourir toutes ces mémoires à toutes ses acquisitions verbales. Telle acquisition sera surtout conservée par la mémoire visuelle. telle autre par la mémoire motrice ou auditive. Quelques exemples sont ici nécessaires. On m'excusera de recourir encore à l'observation interne et personnelle. Bien que je sois surtout moteur, je l'ai dit, je suis cependant aussi à un certain degré, comme tout le monde, auditif et visuel. Or lorsque je cherche à me rappeler des passages de littérature appris autrefois, tous ces passages ne se présentent pas à mon esprit revêtus de la même forme de représentations. Je *vois* la première page de l'*Énéide*, j'*entends* et surtout je *parle* mentalement les premiers vers de l'*Iliade*. Ces différences tiennent vraisemblablement à la façon dont j'ai appris la page de Virgile et celle d'Homère. Or on prévoit ce qui se passerait chez moi, si demain j'étais atteint dans mon langage intérieur : si je perdais les images visuelles (cécité verbale), l'*Énéide* deviendrait pour moi lettre morte, mais je pourrais encore réciter l'*Iliade*. Le contraire aurait lieu si j'étais touché dans mes représentations auditives et motrices.

Le procédé d'acquisition par les yeux, l'oreille, ou la récitation fait que nos souvenirs s'installent dans notre esprit sous telle ou telle autre forme. Chez une personne du type indifférent les mots acquis par la lecture s'emmagasineront dans la mémoire visuelle, ceux acquis par l'audition dans la mémoire auditive. On se convaincra du fait en considérant ce qui a lieu pour les langues étrangères chez les personnes qui les connaissent imparfaitement. Bien des personnes comprennent l'anglais à la lecture, qui sont incapables de le comprendre à l'audition. Un de mes amis, qui sait bien l'anglais et l'allemand, me raconte ce qui suit : « Je suis à la fois visuel et auditif pour l'anglais, je le lis et l'entends avec une égale facilité; cela tient à ce que j'ai appris la langue par la conversation d'abord, puis par la lecture. Il en est tout autrement de l'allemand que j'ai beaucoup entendu parler et fort peu lu. Aussi, s'il m'arrive de vouloir déchiffrer un passage de littérature allemande, j'éprouve à le faire une certaine difficulté lorsque je me borne à la lecture mentale ; e comprends bien, au contraire, lorsque je puis lire le morceau à voix haute. » Mon ami est donc à la fois auditif et visuel pour l'anglais, il est pour l'allemand à peu près exclusivement auditif.

Tous ces faits, que j'indique sans m'y arrêter, trouveront bientôt leur application, dans l'étude des désordres constitutifs de l'aphasie.

Il ressort une fois de plus, de ce qui précède, que la mémoire des mots, pas plus que celle des choses, n'est une faculté simple. On ne se rappelle pas le mot, mais le son du mot, les caractères imprimés ou écrits qui le constituent, ou les mouvements coordonnés qu'on exécute en le prononçant ou l'écrivant. Cette notion seule est susceptible de nous donner la clef des troubles du langage.

Nous avons envisagé jusqu'à présent les centres des différentes mémoires, comme s'ils étaient dans une indépendance absolue à l'égard les uns des autres. Cette indépendance est, croyons-nous, réelle, au moins chez certains individus et à un certain âge. Le fait est amplement prouvé par les cas de troubles du langage, dont nous parlerons plus loin et qui affectent l'un des centres, tout en respectant les autres. Mais pour indépendants que soient ces centres, ils n'en ont pas moins des relations étroites entre eux ; ils s'influencent réciproquement les uns les autres, à des degrés variés suivant les personnes. Méconnaître ces relations ne serait pas moins nuisible que d'en exagérer l'importance, et dans l'un comme dans l'autre cas, on s'exposerait à ne pouvoir comprendre certaines particularités symptomatiques de l'aphasie.

M. Wernicke a considéré les diverses fonctions du langage comme absolument subordonnées à celles du centre auditif verbal. Kussmaul dans son traité, et plus récemment M. Lichtheim dans une importante étude sur l'aphasie[1], ont accepté en grande partie les idées de Wernicke. Il y a sans doute une part de vérité dans les opinions de ces auteurs. Les images auditives des mots sont celles que nous acquérons les premières et comme les autres (visuelles ou motrices) ne viennent qu'après, il s'établit d'ordinaire entre celles-ci et les images verbales auditives des rapports de dépendance qui peuvent longtemps persister. Nous avons assez longuement développé plus haut, à propos de la parole intérieure, l'histoire des relations de cette dernière avec la parole articulée, l'écriture et la lecture, au moins chez les auditifs, pour n'avoir pas à y revenir. Le centre qui est le plus intimement relié au centre auditif est celui du langage articulé. Cela se comprend aisément, puisque quand nous apprenons à parler, nous ne faisons que répéter ce que nous entendons. La pathologie met d'ailleurs bien en relief ces relations réciproques des deux centres et par conséquent des deux ordres d'images qui y sont emmagasi-

1. LICHTHEIM, *Ueber aphasie : Deutsch. Arch. f. Klin. med.* 1885, et *Brain*, 1885.

nées. Nous verrons en effet que la perte des représentations auditives entraîne souvent des troubles marqués dans la faculté d'évoquer les souvenirs moteurs d'articulation. Nous devons à M. Charcot la communication d'un fait curieux qui prouve, en la grossissant, l'influence du centre auditif sur le centre de la parole articulée.

« Un des premiers jours du mois d'août 1855, écrit M. Charcot, j'ai été consulté par un monsieur de 45 ans environ, habitant l'Égypte, qui me fit la déclaration suivante : Depuis 12 ans, il est tourmenté par des voix dont les unes sont extérieures et les autres intérieures. Les extérieures se rapportent par leur timbre à des personnes étrangères dont on pourrait dire le nom. Elles parlent toutes les langues que parle M. X... Les intérieures sont plus mystérieuses, parlent également toutes les langues, ont moins de timbre, ne peuvent pas être rapportées à des personnes connues; cependant elles sont très nettement distinctes de la personne de M. X... Elles raisonnent parfaitement, disent des injures, contredisent, et dans certains moments où la discussion entre la voix intérieure et M. X... est très animée, *la langue de M. X... se meut malgré lui au moment où parle la voix intérieure.* « Elle me remue la langue, » dit-il. Il existe encore un autre mode de la voix intérieure où celle-ci est moins distincte, plus discrète, bien que très compréhensible encore. Quand cette voix parle, il n'y a jamais de mouvements de la langue. M. X..., autant que j'ai pu en juger par une conversation qui n'a pas pu se prolonger très longtemps, n'est nullement la dupe de ses voix. Il les reconnaît parfaitement, tout ému qu'il en soit, pour des phénomènes pathologiques, et il ne paraît pas que, depuis 12 ans, il ait jamais présenté des phénomènes d'aliénation, dans le sens pratique du mot. Je ne crois pas que les voix extérieures, quelque intenses qu'elles aient pu être, aient jamais été accompagnées chez M. X... de mouvements de la langue.

« M. X... n'a jamais pu préciser le siège de la voix intérieure ; il l'a placée vaguement tantôt dans la tête, tantôt dans la poitrine, tantôt dans le cou, et c'est à propos de cette recherche que M. X... a appelé mon attention sur le singulier phénomène *des mouvements involontaires de la langue.* »

Le centre visuel affecte-t-il avec le centre auditif des relations analogues à celles du centre moteur? Wernicke et Lichtheim le croient. Qu'il en soit ainsi chez certains individus, notamment chez les auditifs, la chose est vraisemblable ; mais qu'on ne puisse avoir de représentation visuelle de mot indépendamment de la représentation auditive correspondante, voilà qui est contredit par un très grand nombre de faits. Ferrier émet une opinion différente de celle de Wernicke[1]. D'après lui, c'est au centre moteur d'articulation et non au centre auditif qu'est subordonné le centre de la lecture. « Il est rare, dit-il, de voir un signe *visible* rappeler la chose signifiée, sans intervention d'une *articulation* plus ou moins supprimée. Chez la plupart des individus, on peut observer une tendance, durant la lecture, à traduire les signes écrits dans leurs articulations équivalentes. » Ce fait est certainement vrai pour quelques personnes, surtout, comme le dit Ferrier, pour celles qui ont peu d'éducation et par conséquent peu l'habitude de la lecture. Mais il cesse d'en être de même chez les individus qui lisent beaucoup, surtout s'ils ont quelque aptitude héréditaire à conserver les souvenirs visuels. Chez ceux-là le centre de la lecture acquiert une indépendance complète dont nous donnerons plus loin des preuves.

1. Ferrier, *les Fonctions du cerveau.* London, 1876. — Paris, Germer-Baillière et Cie, trad. franç., 1878.

On constate de même que le centre des images motrices graphiques, dont les connexions sont souvent très intimes avec celui des images visuelles, a, chez beaucoup de gens, de la tendance à s'isoler de ce dernier pour conquérir son autonomie.

En résumé : 1° la psychologie démontre que les différentes opérations constitutives du langage intérieur peuvent s'exercer isolément et affecter une indépendance relative les unes à l'égard des autres.

Ce fait nous expliquera comment il se peut faire que telle des modalités du langage soit abolie, pendant que les autres sont intactes.

2° L'importance de chaque groupe d'opérations n'est pas la même chez tous les individus ; chez les uns il y a prédominance des représentations visuelles, chez les autres des auditives, etc.

Cette notion nous fera comprendre pourquoi les conséquences d'un même trouble (lacécité verbale ou l'aphasie motrice par exemple) varient suivant les personnes, ce trouble déterminant chez les unes un affaiblissement profond de l'intelligence, restant compatible, chez les autres, avec une assez grande activité de cette faculté.

3° Enfin les opérations du langage intérieur, bien que souvent indépendantes, ont cependant entre elles des relations plus ou moins étroites; quelquefois même elles peuvent affecter, comme chez la plupart des enfants, des rapports de subordination les unes à l'égard des autres.

Cette donnée nous rendra compte d'une part des désordres secondaires dont la lésion d'un centre peut s'accompagner (de l'aphasie motrice, par exemple, qui souvent complique la surdité verbale), d'autre part, des modifications possibles du trouble primitif sous l'influence de différentes associations d'images (possibilité, par exemple, chez les aphasiques moteurs, incapables de parler, de répéter les mots entendus).

CHAPITRE VI

DE L'APHASIE EN GÉNÉRAL

SA DÉFINITION, SES FORMES

L'étude que nous venons de poursuivre sur le langage intérieur et ses différentes modalités, facilite singulièrement la seconde partie de la tâche que nous avons à remplir. Elle jette en effet un jour nouveau sur l'histoire de l'aphasie envisagée au point de vue spécial de ses formes multiples et diverses, elle nous donne la clef des troubles variés de la faculté du langage qu'une patiente analyse symptomatique a permis de tirer du chaos et d'isoler les uns des autres. Les chapitres qui suivent seront consacrés à la description de ces troubles, dont nous nous efforcerons surtout de pénétrer la pathogénie.

Mais avant d'aborder cette description, il est nécessaire de bien limiter le terrain sur lequel nous allons nous avancer.

Oublions, pour un instant, les notions de psychologie que nous avons développées et plaçons-nous au point de vue de la séméiologie pure. Demandons-nous ce qu'est l'aphasie, et essayons de circonscrire aussi nettement que possible ce complexus clinique en montrant, d'une part ce qui est hors de lui, d'autre part ce qui est en lui.

Il y a dix ans, la question de l'aphasie figurait, comme aujourd'hui, parmi les sujets de thèse proposés au concours de l'agrégation. M. Legroux[1], à qui cette question était échue, définissait ainsi le complexus symptomatique : L'aphasie, écrivait-il, est un syndrôme caractérisé par la « *diminution ou la perversion de la faculté normale d'exprimer les idées par des signes conventionnels ou de comprendre ces signes, malgré la persistance d'un degré suffisant d'intelligence et malgré l'intégrité des appareils sensoriels, nerveux et musculaires qui servent à l'expression ou à la perception de ces signes.* » En dépit des nombreux progrès réalisés depuis 1875, dans l'histoire de l'aphasie, la définition de M. Legroux peut être aujourd'hui encore adoptée sans modifications notables. Il importe de reprendre dès maintenant, pour les commenter, quelques-uns des termes de cette définition :

1° Ne relèvent pas de l'aphasie les troubles du langage qui résultent de lésions « des appareils sensoriels, nerveux et musculaires servant à l'expression ou à la perception des signes ». Voilà un premier point sur lequel tout le monde, je crois, est aujourd'hui d'accord : l'aphasie est un trouble psychique.

2° Ne relèvent pas non plus de l'aphasie les troubles de la faculté d'expression qui dépendent d'une altération primitive de l'intelligence. Sur ce second point il ne paraît pas y avoir davantage de dissidence. Il est admis par tous que les désordres de la parole, de la lecture ou de l'écriture, qui tiennent à l'affaiblissement de l'intelligence, à la démence acquise ou à l'idiotie, sont hors du cadre de l'aphasie, au même titre que ceux résultant d'une paralysie de la langue ou de la main, de la surdité ou de la cécité.

Il serait surperflu de rappeler ces distinctions si les

1. Legroux, *De l'aphasie*. Th. d'agrég. Paris, 1875.

indécisions de la terminologie ne les avaient un instant obscurcies. On retrouve ces indécisions dans les travaux d'il y a vingt ans. Les termes aphasie, alalie, aphémie, étaient à cette époque considérés comme plus ou moins synonymes et chacun en restreignait ou en étendait la signification suivant ses vues et ses tendances personnelles. M. Jaccoud, qui avait adopté l'expression d'alalie, avait donné au mot son sens le plus large, et à la vérité le plus rationnel, puisque c'était le sens étymologique. Pour lui *alalie* voulait dire perte de la parole, quelles que fussent d'ailleurs l'origine et la pathogénie du trouble. Dans l'importante étude séméiologique que ce maître publiait en 1864[1], (étude un peu trop oubliée aujourd'hui et qu'on ne relit jamais sans fruit), M. Jaccoud admettait cinq formes d'alalie : 1° l'alalie par paralysie de la langue; 2° l'alalie par défaut de coordination dans le centre moteur; 3° l'alalie par interruption de la transmission volontaire; 4° l'alalie par amnésie verbale; 5° enfin l'alalie par hébétude. La quatrième de ces formes comprend la plupart des cas que nous faisons entrer aujourd'hui dans le groupe aphasie.

Le travail de M. Proust[2], postérieur de huit ans à celui de M. Jaccoud, vise comme son devancier, tous les troubles possibles du langage, mais en simplifiant un peu les divisions, qui se réduisent à quatre : 1° l'alogie (c'est l'alalie par hébétude de M. Jaccoud), 2° l'amnésie verbale ; 3° l'aphasie ; 4° l'alalie mécanique. Le 2° et le 3° groupe de M. Proust constituent l'aphasie telle que nous la concevons actuellement ; quant à l'alalie mécanique, qui comprend les troubles de la parole par lé-

1. S. Jaccoud, *De l'alalie et de ses diverses formes*, in *Gaz. heb. de méd. et de chirurgie*, 1864.
2. A. Proust, *De l'aphasie.* (*Arch. gén. de méd.*, 1872)

sion des appareils périphériques, elle en est exclue, nous l'avons dit ; de même l'alogie, puisque les désordres de la parole par défaut d'intelligence n'entrent pas dans la définition de l'aphasie.

Avant d'énumérer la classification nouvelle que les progrès réalisés dans ces dernières années, ont conduit à substituer aux anciennes, nous devons présenter quelques remarques relativement aux relations des troubles de l'intelligence et de l'aphasie. Bien qu'on soit généralement d'accord pour admettre que l'aphasie ne mérite son nom qu'autant qu'elle ne dépend pas de la démence ou de l'idiotie, on a beaucoup discuté sur la question de savoir si les aphasiques ont oui ou non conservé l'intelligence. Ces discussions, auxquelles Trousseau avait pris sa part, nous semblent avoir été entretenues par un malentendu. Que la plupart des aphasiques aient l'intelligence affaiblie, cela ne fait pas doute, et cet affaiblissement s'explique suffisamment par les lésions cérébrales quelquefois multiples, souvent diffuses, qui existent chez eux. Un aphasique est dément comme il est hémiplégique, sans que la démence dépende de l'aphasie plus que l'hémiplégie. Il s'agit là de troubles parallèles non subordonnés les uns aux autres [1]. Ce qui a de l'intérêt au point de vue psychologique, c'est de savoir dans quelle mesure les désordres du langage viennent, en tant que désordres du langage, gêner le libre jeu de l'intelligence, et de déterminer, autant que faire se peut, la part qui, à ce point de vue, revient à chacune des variétés de l'aphasie. Pour résoudre cette question, actuellement difficilement soluble, hâtons-nous de le dire, il n'est qu'un procédé, c'est de choisir les cas simples dans lesquels

1. Voir à cet égard : Sazie, *Des troubles intellectuels dans l'aphasie*. Th. Paris, 1879.

chaque forme d'aphasie s'isole nettement des autres, et se présente, autant que possible, sans complications d'aucune sorte. L'analyse psychologique peut alors donner des renseignements qu'il serait inutile et même dangereux de demander aux cas complexes.

Nous avons, croyons-nous, bien limité le champ de l'aphasie. Nous pouvons maintenant y pénétrer et esquisser le tableau des subdivisions qu'il comporte.

Ces subdivisions se sont imposées comme la conséquence nécessaire des analyses cliniques devenues, depuis vingt ans, de jour en jour plus minutieuses et plus précises.

Après les travaux de Bouillaud[1] et surtout de Broca[2], le mot aphasie entra dans la littérature médicale avec une signification restreinte. Les troubles du langage articulé avaient été seuls bien décrits, et ils l'avaient été avec une exactitude et une précision telles que pendant longtemps ils devaient seuls attirer l'attention. Sans doute on constatait bien, chemin faisant, que ces troubles ne constituaient pas à eux seuls tous les désordres du langage ; Trousseau dans ses cliniques, J. Falret dans ses diverses publications[3], d'autres encore, en observateurs sagaces et consciencieux, relevaient dans la symptomatologie de l'aphasie des particularités curieuses, des troubles variés de l'écriture ou de la lecture par exemple ; mais tous ces symptômes étaient tenus pour des annexes du trouble de la parole articulée décrit par Bouillaud et Broca. Il ne venait à l'esprit de personne que la faculté du langage fût une

1. Bouillaud, *Traité de l'encéphalite*, 1825 et *Bull. Acad. de médecine*, 1865.

2. Broca, *Bull. Soc. anat.* 1861 et 1863; *Bull. Soc. d'anthropologie*, 1863 et 1865.

3. J. Falret, *Arch. de méd.*, 1864 et art. *Aphasie* in *Dictionn. encyc. des sciences médicales*.

faculté complexe, qu'elle eût des fonctions et surtout des organes cérébraux d'exécution multiples.

Marcé en 1856 avait bien soutenu que l'agraphie et l'aphasie motrice n'étaient pas nécessairement liées l'une à l'autre et qu'elles pourraient peut-être correspondre à des localisations différentes ; mais son travail avait passé presque inaperçu.

A partir de 1874, la question changea de face. Les travaux de Wernicke [1], sur l'aphasie sensorielle, ceux de Kussmaul [2] sur la cécité verbale, de Kahler et de Pick [3], d'autres encore vinrent bouleverser ou plutôt dissocier l'aphasie. Il fut dès lors admis en Allemagne, comme une vérité démontrée, qu'il n'y avait pas une seule mais plusieurs aphasies et qu'à chacune d'elles correspondait un centre cérébral spécial.

Cette doctrine révolutionnaire ne pénétra pas en France sans rencontrer des résistances. Des critiques de grand talent comme MM. Dreyfus-Brisac [4], A. Mathieu [5], soumirent à une sévère analyse des observations qui n'étaient pas toujours sans défauts.

Mais bientôt des faits nouveaux étaient recueillis chez nous : M. Magnan [6] et ses élèves, puis M. Legrand du Saulle [7] prenaient sous leur patronage les idées nouvelles, dont la légitimité est allée s'affirmant chaque jour. Nul n'aura plus contribué à acclimater ces idées

1. Wernicke, *Die aphasische Symptomen complex.* Breslau, 1874
2. Kussmaul, *Die Storungen der sprache,* 1876.
3. Kahler et Pick, *Prag. viertjarb* et *Die prackt. heilkunde,*1879.
4. Dreyfus-Brisac, *Gaz. heb.,* 1881.
5. A. Mathieu, *Arch. de méd.,* 1870 et 1881.
6. A. Magnan, *Comm. Soc. biologie.* Leçons de Sainte-Anne, 1880. Th. de Mlle Skwortzoff.
7. Legrand du Saulle, *Leçons de la Salpêtrière* in *Gazette des Hôpitaux,* 1882.

Il convient de signaler ici une excellente revue sur l'aphasie de M. Prévost (de Genève), dans la *Revue médicale de la Suisse Romande.*

en France, que M. Charcot, qui tout en les élargissant les a définitivement assises sur des faits à l'abri de la critique parce qu'ils sont des faits simples.

L'aphasie constituant un groupe qui embrasse tous les troubles du langage, se décompose en autant de formes principales qu'il y a de fonctions au langage. Or ces fonctions sont au nombre de quatre, nous le savons ; deux centripètes : l'audition des mots parlés, et la lecture ; deux centrifuges : la parole articulée et l'écriture.

L'abolition de chacune de ces fonctions isolément constitue l'une des quatre formes simples de l'aphasie : la perte de l'audition des mots réalise la *surdité verbale;* la perte de la lecture, *la cécité verbale;* l'abolition du langage articulé détermine *l'aphasie motrice* ou aphasie ataxique (de Kussmaul) ; enfin l'abolition de l'écriture, l'*agraphie*.

Le tableau suivant résume cette division :

FONCTIONS.		FORMES D'APHASIE CORRESPONDANT A L'ABOLITION DE CHAQUE FONCTION.
Fonctions centripètes ou de réception (Charcot).	Audition des mots.	Surdité verbale.
	Lecture.	Cécité verbale.
Fonctions centrifuges ou de transmission (Charcot).	Parole.	Aphasie motrice.
	Écriture.	Agraphie.

Dans la classification qui précède, nous n'avons tenu compte que des deux procédés principaux d'expression, la parole et l'écriture. La mimique ne figure pas dans notre tableau. Il n'est pas douteux cependant qu'elle constitue une forme très élémentaire, si l'on veut, mais très réelle du langage, et qui a, comme les autres, son trouble pathologique : l'*amimie*. Toutefois, l'amimie n'est jamais un trouble isolé, elle accompagne les autres formes de l'aphasie, l'aphasie ataxique notamment. Les malades chez lesquels on l'observe sont toujours d'une nature profondément compliquée, comme le remarque Kussmaul, et se prêtent assez mal à l'analyse. Voilà pourquoi l'histoire de l'amimie ne présente qu'un intérêt fort restreint. N'ayant à apporter à l'actif de son histoire que les quelques détails banals qu'on trouvera dans tous les livres, les cliniques de Trousseau notamment, nous croyons qu'il est préférable de laisser l'amimie de côté. Il y aurait des inconvénients et nul avantage à lui assigner une place à part dans notre plan général.

Les formes d'aphasie dont je viens de dresser le tableau constituent les formes simples. Mais en outre de celles-là, il en existe d'autres plus complexes, plus difficilement analysables, ou moins bien connues, dont je me réserve de parler par la suite. Ces formes échappent pour l'heure à toute tentative de classification méthodique, je m'attacherai avec plus d'utilité, je crois, à les indiquer ou à les décrire qu'à les systématiser.

Entre l'étude du langage intérieur telle que je l'ai faite précédemment et celle des formes de l'aphasie, telle que je vais la faire, il y a un parallélisme absolu. Chaque forme du langage intérieur a son trouble correspondant, et réciproquement chacune des formes de l'aphasie peut se ramener à un trouble du langage intérieur. C'est la démonstration qui ressortira, je l'espère, des développements dans lesquels je vais entrer.

CHAPITRE VII

DE L'EFFACEMENT PARTIEL OU TOTAL DES IMAGES AUDITIVES DES MOTS

Surdité verbale

Le but de ce chapitre est : 1° de montrer que certains troubles du langage, désignés sous les noms d'*amnésie* et de *surdité verbales*, résultent de la perte partielle ou totale des images auditives des mots; 2° de préciser les caractères symptomatiques de ces troubles; 3° enfin de faire ressortir combien peuvent être variables, au point de vue du fonctionnement intellectuel, les conséquences de l'amnésie et de la surdité des mots, suivant que les troubles apparaissent chez des individus appartenant à l'un ou l'autre des types (auditif, visuel, moteur, indifférent), que nous avons précédemment étudiés.

Avant d'aborder le premier point, il est nécessaire de remémorer les distinctions qu'il convient d'établir entre les différentes catégories de sensations et d'images auditives, et de préciser, une fois pour toutes, le sens de quelques termes. La précision dans les mots est en effet, dans cette étude plus peut-être qu'en toute autre, la condition indispensable de la clarté des idées.

Les opérations cérébrales qui succèdent aux impressions de l'ouïe quelles qu'elles soient, sont de trois ordres : 1° la perception brute du son, qui nous donne la conscience de ce dernier et nous permet d'en apprécier certains caractères généraux, c'est l'*audition* proprement dite ; 2° la perception du son en tant qu'image susceptible de réveiller l'idée d'un objet donné, c'est l'*audition des objets* ou *des choses* ; 3° enfin, lorsqu'il s'agit d'un mot, la perception du mot, non seulement comme son ou collection de sons, mais comme son différencié capable de susciter l'idée qu'il représente, c'est l'audition des mots ou *audition verbale.*

Un exemple fera saisir les différences fondamentales que présentent entre elles ces trois catégories d'opérations. Lorsqu'une cloche résonne à notre oreille, 1° nous distinguons le son qu'elle produit, nous percevons des vibrations dont nous n'avions pas conscience avant que la cloche sonnât, voilà l'*audition* proprement dite ; 2° par l'habitude que nous avons d'entendre la cloche, nous percevons le son, non comme le premier son venu, mais comme le son produit par un objet spécial, une cloche, et même par telle cloche, voilà l'*audition de chose* ou d'objet ; 3° enfin, cette même idée de cloche pourra être éveillée dans notre esprit par un son qui n'est plus celui de la cloche, mais celui du mot « conventionnel » que nous avons par éducation la coutume d'associer à l'idée de l'objet. C'est l'*audition verbale.*

Il est prouvé que ces trois formes de l'audition sont bien distinctes les unes des autres puisqu'elles sont susceptibles d'être troublées chacune isolément. Sur ce point la physiologie expérimentale et la clinique sont d'accord. Avec H. Munk[1], il convient de désigner

1. Les publications de H. Munk qui renferment la relation de ses expériences et l'exposé de ses idées sont nombreuses : on trouvera

l'abolition de l'audition, sous le nom de surdité *cérébrale* ou *corticale* (Rindentaubheit), l'abolition de l'audition des objets sous celui de surdité *psychique* (Seelentaubheit) et enfin avec Kussmaul, nous appellerons la perte de l'audition verbale, surdité des mots ou surdité verbale (Worttaubheit).

Donc, un individu atteint de *surdité des mots* entendra les sons, saura les rapporter à l'objet qui les produit, mais ne comprendra pas le *sens* des mots parlés.

Un individu frappé de surdité *psychique,* entendra les sons, mais sera incapable à la fois de comprendre la signification de ces sons, et la signification des mots.

Enfin, un individu frappé de surdité *corticale,* non seulement ne comprendra plus les mots, n'appréciera plus la signification des sons, mais il n'entendra plus ces derniers.

Ces distinctions entre les surdités corticale, psychique et verbale sont d'une capitale importance. C'est pour les avoir méconnues que des auteurs ont été amenés à jeter une certaine confusion dans la terminologie, à identifier, par exemple, les termes surdité psychique et surdité verbale, qui servent à désigner des troubles fort différents. On est même allé plus loin. Les recherches anatomo-cliniques établissent, nous le verrons, que les organes de l'audition verbale sont localisés dans une partie restreinte de l'écorce. On en a induit qu'il en devait être de même pour les organes préposés aux deux autres formes de l'audition. J'ai protesté naguère[1]

le résumé des opinions de cet auteur dans : Duret, *la Physiologie des localisations cérébrales en Allemagne*, in *Prog. méd.* n° 9 et suiv. 1879, et G. Ballet, *Recherches anatomiques et cliniques sur le faisceau sensitif.* Paris, 1881.

1. G. Ballet, *loc. cit.* et *Bulletin de la Société anatomique*, discussion à propos d'une communication de M. Chantemesse, 1882, p. 334.

contre ces inductions hâtives et gratuites que n'autorise pas la théorie, et qu'à mon sens, contredisent les faits. Je persiste à penser qu'elles sont de nature à nous égarer plutôt qu'à nous guider dans les recherches ultérieures.

Ces considérations préliminaires étaient indispensables pour bien circonscrire le sujet qui doit nous occuper. C'est de la surdité *verbale* dont il sera ici question et de nulle autre.

Nous prenons ici le mot surdité verbale dans son sens le plus général. A vrai dire, ce mot a une signification trop restreinte pour s'appliquer à tous les troubles que nous avons à décrire dans ce chapitre. Nous devons, en effet, étudier ici non seulement la perte complète des images auditives des mots, qui constitue à proprement parler, on va le voir, la surdité verbale, mais aussi les troubles légers qui portent sur la conservation et la reproduction de ces images. Ces derniers seront plus exactement groupés sous la dénomination d'amnésie verbale ou mieux d'*amnésie auditive des mots.*

En d'autres termes, les images auditives des mots acquises par l'éducation, sont susceptibles de s'effacer en partie ou en totalité sous l'influence de différentes circonstances, physiologiques ou pathologiques Du trouble le plus léger au trouble le plus grave, il y a comme une échelle progressive et descendante dont nous allons essayer de déterminer les degrés principaux.

1. **De l'amnésie verbale auditive.** — Le désordre le plus léger et aussi le plus commun de la mémoire des représentations auditives des mots est l'amnésie telle qu'elle survient chez la plupart d'entre nous, sous l'influence de l'âge, à des époques différentes et plus ou moins avancées de la vie, suivant les personnes. Ce n'est guère que pendant l'adolescence et

l'âge adulte que les mémoires (l'auditive comme les autres) ont toute leur vivacité et leur fraîcheur : plus tard le rappel des images devient plus difficile. Les images auditives des noms propres, puis des substantifs, sont les premières à s'effacer. Il faut de grands efforts, qui souvent même restent stériles, pour faire renaître ces représentations auditives : l'on est obligé, pour en provoquer la résurrection, de faire appel aux autres images, visuelles ou motrices. C'est là ce qui journellement nous arrive, lorsque nous cherchons en vain à ressaisir un nom qui nous échappe : ce nom nous l'*entendions* bien autrefois, au moindre signal il se présentait à la mémoire; pour le rattraper, nous sommes maintenant contraints d'user de toutes nos ressources; nous cherchons à le voir écrit, à le prononcer mentalement, nous évoquons l'image de la personne qu'il désigne, et après maintes tentatives, nous finissons par provoquer une association d'images qui nous remet en possession de la représentation auditive qui ne répondait pas à l'appel. Voilà le degré le plus léger, le plus vulgaire, si l'on peut dire, de l'amnésie verbale. Mais que le trouble s'accuse, les images auditives disparaîtront en plus grand nombre; elles seront plus difficilement rappelées par les procédés détournés qui nous ont servi tout à l'heure, l'amnésie auditive sera complète et pour peu qu'il y ait aussi altération des autres formes de la mémoire verbale, le sujet verra son vocabulaire réduit à quelques expressions banales ; il se servira à chaque instant des mots « machin », « chose[1] » pour désigner les personnes et les objets dont il ne peut plus évoquer le nom. Il importe peu, d'ailleurs, que ce trouble survienne sous l'influence de

1. A. Daudet a présenté avec un rare talent et une remarquable exactitude de détails le type de l'amnésique verbal. (Voir le *Nabab*.)

telle ou telle cause ; qu'il soit la conséquence de la détérioration organique produite par la vieillesse, ou d'une lésion accidentelle circonscrite à certains territoires du cerveau ; le mécanisme du trouble est le même dans tous les cas.

L'amnésie verbale auditive est proche voisine de la surdité verbale ; entre l'une et l'autre, nous le verrons, il n'y a qu'une différence de degré, telle toutefois que l'aspect symptomatique des deux troubles est fort différent. L'amnésique est incapable de raviver les images auditives déposées dans son cerveau ; il ne peut retrouver spontanément ces images ; mais intervienne la sensation qui a fait naître naguère ces dernières, et celles-ci réapparaîtront aussitôt. Il en est autrement dans la surdité des mots. Ici l'image n'a pas seulement perdu sa vivacité, elle s'est effacée d'une façon complète, elle n'existe plus dans le cerveau ; aucune influence, dès lors, ne peut la réveiller. Un amnésique verra passer une *locomotive*, il cherchera vainement le mot qui sert à désigner cette machine, mais si on lui dit : Est-ce un cheval ? il répondra sans hésitation Non ! et saisira la signification du mot locomotive dès qu'on prononcera ce mot devant lui : l'audition du mot aura ravivé l'image verbale endormie.

Il en eût été tout autrement si le malade eût été atteint de surdité verbale. C'est vainement qu'à son oreille on eût prononcé les mots : *cheval* ou *locomotive ;* l'un de ces mots, pas plus que l'autre, n'eût été capable de faire éclore une idée. Trousseau a rapporté un fait de nature à bien montrer la barrière qui sépare la surdité de l'amnésie verbale : « Vous vous rappelez, dit-il, l'expérience que j'ai souvent répétée au lit de Marcou. Je plaçais son bonnet de nuit sur son lit et lui demandais ce que c'était. Mais, après l'avoir regardé attentivement, il ne pouvait dire comment on l'appelait et s'écriait :

« Et cependant je sais bien ce que c'est, mais je ne puis « m'en souvenir. » Lorsque je lui disais que c'était un bonnet de nuit, il répondait : « Oh oui ! c'est un bonnet « de nuit. » La même scène se répétait pour les divers autres objets qu'on lui montrait. » Il est évident que Marcou était atteint, non de surdité verbale, mais d'amnésie.

2. **De la surdité verbale.** — Les considérations qui précèdent vont nous permettre de comprendre plus aisément les développements dans lesquels nous avons à entrer relativement à la surdité verbale. Ce qu'il importe de retenir dès maintenant, c'est que surdité et amnésie verbales sont deux troubles de même nature, ou, comme l'observe M. Charcot, les deux aspects sous lesquels se présente en clinique une lésion d'un siège donné, suivant que cette lésion est profonde ou superficielle.

Dès 1865, M. Baillarger[1] avait noté que certains malades considérés comme sourds ou aliénés, paraissaient être simplement atteints de perversion du langage. Les cas auxquels il faisait allusion appartenaient vraisemblablement au groupe des surdités verbales, mais ils fixèrent peu l'attention. On peut en dire autant des faits relatés par de Trœltsch[2] et par Schmidt[3]. En 1873, Broadbent décrivit le complexus symptomatique de la surdité verbale, mais sans lui assigner de nom spécial.

Quelqu'intéressants qu'aient été ces travaux, on n'eût probablement pas songé à les exhumer si Wernicke[4], à

1. Baillarger, *Bull. de l'Acad. de méd.*, 1865, t. XXX, pp. 828 et 829.
2. De Trœltsch, *Traité pratique des maladies de l'oreille* (trad. française, de la 4e édition allemande), par Kuhn et Levi, 1870. Cité par D. Bernard.
3. Schmidt, *Allg. Zeitsch. f. Psychiatrie*, 1871.
4. Wernicke, *Die aphasische Symptomen complex*. Breslau, 1871.

qui revient le mérite de la création, n'avait nettement isolé sous le nom d'*aphasie sensorielle*, le trouble que Kussmaul[1] allait désigner peu après du nom de *surdité verbale*.

Les observations recueillies par Franckel[2], Kähler et Pick[3], Petrina[4], Weiss[5], Bernhardt[6], Burckardt[7], Rosenthal[8], Monakow[9] en Allemagne; par Magnan et Mlle Skwortzoff[10], Giraudeau[11], d'Heilly et Chantemesse[12] en France, par Broadbent[13] en Angleterre (je ne cite que les plus anciennes et les principales), ont apporté à la découverte de Wernicke l'appui de faits nouveaux, dont quelques-uns sont décisifs.

Récemment Seppili[14] en Italie, et Amidon[15] en Amérique, ont réuni chacun de leur côté, dans des mémoires importants, les documents principaux sur lesquels on peut édifier l'histoire de la surdité verbale[16].

Le trouble dont il s'agit, se présente rarement à l'état d'isolement. Le plus souvent il se combine avec une

1. KUSSMAUL, *die Störungen der sprache*, 1876.
2. FRANCKEL, Obs. rapportée par Charcot in *Leçons italiennes sur l'aphasie*.
3. KAHLER et PICK, *Vierteljahreschrift f. d. prak. Heilkunde*, 1879.
4. PETRINA, *Sensibilitäts Störungen bei hirnrindläsionen*. Prag. 1881.
5. WEISS. *Wien. med. Wochenschrift*, 1882.
6. BERNHARDT, *Centralb. von Erlenmeyer*, 1882.
7. BURCHARDT, *Corr. f. Schweizer aerzte*, 1882.
8. ROSENTHAL, *Erlenmeyer centralb.*, 1884.
9. MONAKOW, *Arch. f. psych. und nervenkr*, 1883.
10. SKWORTZOFF, *Cécité et surdité verbales*. Th. Paris, 1881.
11. GIRAUDEAU, *Revue mensuelle*, mai 1882.
12. D'HEILLY et CHANTEMESSE. *Prog. méd.* 1883.
13. BROADBENT, *the Lancet*, 1878.
14. SEPPILI, *la Sordita verbale* in *Rivista sp. di freniatria*, 1884.
15. AMIDON, *On the pathological anatomy of sensory aphasia*, in *the New-York medic. journal*, Janv. 1885.
16. On mentionne généralement parmi les observations premières de surdité verbale, celle recueillie par A. Chauffard en 1881. Cette dernière est relative à un cas de cécité et surdité *psychiques*.

ou plusieurs des autres formes de l'aphasie. Pour faire comprendre en quoi il consiste, il est nécessaire de le schématiser, c'est-à-dire de l'isoler des troubles avec lesquels il se mélange d'ordinaire. Le procédé est ici d'autant plus légitime que dans quelques cas, rares à la vérité, la clinique se charge de réaliser le schéma.

Le cas idéal de surdité verbale auquel nous faisons allusion, se caractériserait par l'abolition totale des représentations verbales auditives des mots, jointe à la conservation des images visuelles et motrices. Ce qui revient à dire, en se plaçant au point de vue symptomatique, que la surdité verbale se traduirait par la perte de la faculté de comprendre les mots parlés jointe à la conservation de la faculté de lire, de parler et d'écrire. « La surdité verbale, a dit très bien M. Bernard [1], est l'impossibilité de comprendre la signification de la parole entendue et même de tous les sons devenus conventionnellement représentation d'idées. »

Il est rare de rencontrer en clinique des faits correspondant au type idéal que nous venons d'imaginer, et cela pour plusieurs raisons, sur lesquelles nous allons avoir à revenir. L'observation publiée par M. Giraudeau [2] se rapproche cependant du schéma autant qu'il est possible. On en pourra juger par le passage suivant que j'en extrais. « Lorsqu'on demande à la malade son nom (il s'agit d'une femme de 46 ans), elle relève la tête, mais ne répond pas. Interpellée de nouveau elle répond : « Que me dites-vous? » A la même question, elle dit : « Je ne vous comprends pas. » Si l'on attire son attention elle répond correctement : « Bouquinet « Marie. » Si on lui demande ensuite depuis combien de temps elle est malade, la même difficulté de com-

1. Bernard, *loc. cit.*, p. 145.
2. Giraudeau, *Revue de médecine*, 1882, p. 446.

préhension se produit. Elle répond cependant à la longue : « Depuis trois mois. » — Si on la prie aussitôt de donner son adresse, elle dit : « Peut-être depuis trois « mois et demi. » Interrogée ensuite sur sa profession, elle nous présente les ordonnances du médecin qui l'a traitée en ville et elle ajoute : « Une poudre blanche. » — La malade *lit* très facilement l'en-tête du feuillet d'observation, ainsi que les questions que nous lui adressons par écrit ; elle y répond, soit de vive voix, soit par écrit, avec un peu de réflexion cependant. »

On voit donc que la malade de M. Giraudeau *parlait* avec facilité, qu'elle était capable de *lire* et d'*écrire*. Il fallait pour cela que chez elle les images verbales motrices et visuelles fussent conservées ; mais elle était incapable de comprendre les questions qu'on lui adressait, ou du moins n'y arrivait que rarement et avec une très grande difficulté, ce qui suppose que les représentations auditives lui faisaient défaut.

La perte des images auditives est en effet la condition pathogénique de la surdité verbale. On s'en convaincra aisément avec un peu de réflexion. Que se passe-t-il dans les cas auxquels nous faisons allusion? Le mot arrive à l'oreille, et il est perçu comme son. Nous savons en effet que les malades entendent : s'il en était autrement, ces derniers seraient atteints de surdité cérébrale, non de surdité psychique et encore moins verbale. Le mot est donc perçu comme son, mais comme un son vulgaire, banal, non différencié, incapable d'éveiller une idée ; il impressionne le cerveau comme si cet organe l'entendait pour la première fois, ce qui revient à dire que la substance grise ne possède plus aucun *souvenir*, aucune *image* auditive de ce mot, ou qu'au moins cette image est si difficile à raviver que le son du mot seul n'y suffit plus. La surdité verbale résulte donc bien d'un effacement des représentations auditives, et d'un effacement tel que, non seulement l'évocation de la représentation en dehors de la sensation génératrice est impossible, comme dans l'amnésie, mais que la sensation elle-même, qui naguère avait fait naître l'image, est incapable de réveiller cette image.

Nous savons maintenant ce qu'est la surdité verbale, et quelle est sa nature, il nous reste à indiquer les divers aspects cliniques qu'elle affecte et quelques-unes des particularités symptomatiques qu'elle présente.

Les malades entendent les sons : c'est là, avons-nous dit, la condition de l'existence ou tout au moins du diagnostic de la surdité verbale, aussi toutes les observations mentionnent-elles le fait. Le son est perçu d'ailleurs avec plus ou moins de netteté : l'acuité auditive est souvent assez bien conservée pour que les malades aient conscience des impressions même légères, comme celles produites par la chute d'une épingle sur le plancher, le bruit du vent, le tic tac d'une montre ; la malade de Schmidt qui n'entendait pas les questions, distinguait cependant fort bien les timbres de diverses cloches connues qu'on agitait près d'elle ; les observations les plus laconiques indiquent que les malades détournaient la tête, fixaient l'attention lorsqu'on les appelait.

Il y a un contraste frappant entre cette facilité relative à percevoir les sons et les bruits, et l'impossibilité de comprendre le sens des paroles. Les malades entendent les mots, mais ils les entendent comme un murmure indistinct et confus, « comme on entend les voix dans une foule », suivant la comparaison de l'un d'eux. A toutes les questions le patient ébahi répond par un coup d'œil égaré ou un « peux pas » significatif. Souvent il semble faire effort pour saisir le sens des demandes qu'on lui adresse, mais la réponse qu'il oppose à ces demandes ne s'y rapporte pas. La conversation relatée par Wernicke dans l'une de ses observations a été reproduite un peu partout. Elle est toutefois assez typique pour que nous croyions devoir la rappeler : « Bonjour, comment allez-vous? demande Wernicke à Suzanne Adam, qui lui répond : Je me porte très bien, je vous remercie. — D. Quel âge avez-vous? R. Cela va bien, merci. — D. Quel âge avez-vous? R. Voulez-vous dire comment je m'appelle, comment j'entends? — D. Je voudrais savoir quel est votre âge? R. Justement, je ne le sais pas, comment je l'entends appeler. — D. Voulez-vous bien me donner la main? R. Je ne sais comment je... — D. Où est Richard? R. Je ne sais pas ce que je dois dire, je m'appelle madame Adam. »

Certaines malades sont dans l'incapacité absolue de comprendre le moindre mot, quelque insistance que mette d'ailleurs l'observateur à répéter ses questions. D'autres fois, au contraire, on peut arriver avec un peu de patience, à réveiller des images auditives verbales qui n'étaient pas tout à fait effacées. C'est ce qui avait lieu dans le cas de M. Giraudeau. La malade finissait parfois par comprendre une partie des demandes quand celles-ci lui étaient adressées à plusieurs reprises.

L'effacement des images auditives, bien que complet pour celles qui ont disparu, peut respecter un certain nombre de représentations. On a alors affaire à des surdités verbales partielles. Les malades dans ce cas comprennent encore certaines syllabes ou certains mots. Les faits les plus curieux de surdité partielle sont ceux relatifs à l'oubli d'une ou plusieurs des langues que le malade connaissait avant sa maladie. Un officier russe observé par M. Charcot, naguère très familier avec les langues russe, française et allemande, perdit presque complètement la faculté de comprendre l'allemand. M. Bernard rappelle un cas fort intéressant observé par M. Oré : ce cas se rapporte à un jeune homme qui, à la suite d'un traumatisme du crâne, perdit la compréhension du français. Il n'entendait plus que le patois du Languedoc qui était sa langue première. On trouverait aisément dans la littérature bon nombre de faits analogues.

Indiquons ici une particularité assez curieuse, relatée dans quelques cas de surdité verbale incomplète. Il s'agit de l'intelligence possible du nom d'un objet lorsqu'en même temps qu'on prononce ce nom, l'on met l'objet sous les yeux du malade. C'est ce qui avait lieu dans le fait de Fränckel. On disait au patient par exemple : « Qu'est-ce qu'une fourchette? » Et celui-ci répondait : « Je ne sais ce que vous voulez dire. » Mais si on lui montrait la fourchette en disant en même temps le nom de cet objet, non seulement il reconnaissait bien la fourchette, mais il comprenait le nom et le répétait. Dans ce cas l'image visuelle de l'*objet* avait contribué à raviver l'image auditive du *mot*. Nous verrons plus loin que quelquefois l'image visuelle du *mot* peut remplir le même office.

Il convient de rapprocher de la surdité des mots, la surdité des notes ou musicale. La musique paraît tenir une place intermédiaire entre le langage émotionnel et le langage artificiel. L'organisation des représentations musicales est, je crois, moins compliquée et plus précoce que celle des représentations verbales proprement dites. Aussi faut-il s'attendre à voir l'audition des sons musicaux conservée dans bien des cas où il y aura surdité des mots, et cela en vertu de la loi qui préside à la dissolution de la mémoire. D'après cette loi, on le sait, les acquisitions les plus récentes disparaissent avant les plus anciennes. Pour cette même raison la surdité musicale, si notre vue théorique est exacte, s'accompagnera nécessairement de surdité verbale. Nous nous représentons le langage émotionnel, le langage musical et le langage verbal comme correspondant à trois cercles d'inégales dimensions, le plus grand étant celui du langage émotionnel, le plus petit celui du langage verbal. En supposant que ces trois cercles soient concentriques, et que la dissolution de la mémoire commence par le centre commun, on comprend que cette dissolution intéressera d'abord les souvenirs auditifs verbaux, puis les musicaux[1], puis enfin les images qui correspondent au langage naturel. Plusieurs faits semblent légitimer les vues qui précèdent : parmi les observations de surdité verbale qui ont été publiées, il y en a plusieurs dans lesquelles on a relevé la coexistence de la surdité musicale avec la surdité des mots (Bernhardt, Bernard); et une dans laquelle est implicitement notée la conservation de la perception des sons musicaux (Wernicke).

Nous ne méconnaissons pas, toutefois, que la règle formulée plus haut comporte vraisemblablement des exceptions. Il y a, par exemple, des gens qui ont naturellement de la surdité musicale, comme ce jeune homme dont parle Grant Allen[1] qui fut toujours incapable de distinguer deux notes de la même octave. Il aurait fallu, pour ce cas, intervertir l'ordre des cercles dans le schéma dont nous avons parlé, et placer le cercle correspondant aux représentations musicales, à l'intérieur des deux autres.

Il résulte de ce qui précède que dans la surdité verbale, il y a effacement des images auditives verbales,

1. Nos remarques s'appliquent exclusivement à la musique entendue ou chantée. Il est vraisemblable que l'*écriture* musicale est un procédé plus complexe que l'écriture verbale, comme nous le verrons, et qu'elle est la première intéressée dans le cas de dissolution de la mémoire.

1. Grant Allen, *Mind*, avril 1878, et *Revue philos.* et in Bernard, *loc. cit.*, p. 155.

ou à la fois des verbales et des musicales, et que ces images ne peuvent plus être ravivées par la sensation de l'ouïe qui leur avait autrefois donné naissance. Mais si l'impression auditive est à elle seule impuissante à réveiller l'image, il peut se faire qu'elle arrive à ce résultat lorsqu'elle est secondée par une autre impression. Il faut pour cela que la destruction du centre des représentations auditives ne soit pas absolue et que ce centre conserve encore les images à l'état latent. La combinaison de l'impression *visuelle* à l'impression *auditive* peut, dans quelques cas, faire ce que la seconde de ces impressions est à elle seule insuffisante à réaliser. Un bel exemple de cet ordre est celui bien connu d'un malade d'Abercrombie[1]. « Un gentleman avait cessé de comprendre les mots prononcés, mais entendait très bien les mots écrits. Comme il dirigeait une ferme, il avait dans sa chambre une liste des mots qui avaient chance de se rencontrer dans les discours de ses ouvriers. Quand un de ceux-ci désirait l'entretenir sur un sujet, le gentleman l'écoutait d'abord sans rien saisir des paroles, sauf le son. Il regardait alors les mots de sa liste écrite, et, toutes les fois que les mêmes mots écrits frappaient ses yeux, il les comprenait parfaitement. »

Dans d'autres circonstances, l'image auditive est ravivée non plus par la combinaison à l'impression auditive de l'image visuelle, comme chez le malade précédent, mais par celle de l'image motrice d'articulation ou de l'image motrice graphique. C'est ce qui avait lieu, par exemple, dans le cas de Fränckel. Lorsqu'on questionnait le patient, celui-ci ne comprenait pas tout d'abord, mais il s'efforçait d'articuler les mots. En tâtonnant, il arrivait, au moyen de cette ingénieuse

1. *Inquiry in to the intellectual powers.*

combinaison de l'impression auditive à l'image motrice, à saisir le sens des demandes. Ce malade procédait de même avec l'écriture. Il avait, en effet, conservé la faculté de reproduire sur le papier les mots qu'il ne comprenait pas; or, il saisissait le sens de ces derniers en combinant ainsi l'écriture à l'audition des mots. Je reviendrai plus tard sur le cas de Fränckel, car il me semble appartenir à une catégorie spéciale de surdité verbale dont j'aurai à parler par la suite.

Nous venons de voir que la surdité verbale typique consiste dans la disparition des images verbales auditives, et dans la difficulté, ou plutôt l'impossibilité où se trouve le malade de faire, au moins promptement, de nouvelles acquisitions de mots par l'oreille; nous avons vu, en outre, que cette perte des images auditives peut porter sur toutes les images ou seulement sur une partie d'entre elles, affecter ou laisser intactes les représentations qui sont intermédiaires aux représentations émotionnelles et aux représentations verbales, c'est-à-dire celles de la musique; enfin qu'il peut exceptionnellement s'établir des suppléances par le procédé des associations d'images, de telle sorte que l'image auditive endormie soit réveillée par l'image motrice ou graphique.

Il nous reste à rechercher maintenant quelles sont les conséquences de cet effacement des images auditives, au point de vue de l'exercice des autres fonctions de l'intelligence ou des autres modalités du langage intérieur.

Un premier fait à mettre en relief, c'est que la perte des images auditives aura des suites d'autant plus fâcheuses que ces images jouaient un rôle plus grand dans le mécanisme cérébral, chez la personne atteinte. Si nous supposons un individu chez lequel les représentations auditives sont nulles, qui s'est habitué.

comme certains sourds-muets, à acquérir et à faire jouer les idées au moyen des représentations visuelles et motrices, nous concevrons que chez cet individu la lésion qui amène la surdité verbale sera, pour ainsi dire, nulle et non avenue et n'aura pas de conséquences appréciables. Il en sera tout autrement si les images auditives verbales intervenaient activement dans le fonctionnement intellectuel, chez l'individu frappé. Qu'on se rappelle le rôle prépondérant qu'ont ces images chez les personnes du type auditif, et on devinera immédiatement les conséquences graves de leur suppression. Chez l'auditif, en effet, la parole, l'écriture, la lecture même, sont sous la dépendance de l'audition mentale. C'est la parole intérieure, nous l'avons dit, qui souffle la parole extérieure, qui dicte l'écriture; et, durant la lecture, c'est elle qui reproduit intérieurement les mots lus, si bien que les images visuelles sont intimement unies aux images auditives dont elles sont, dans une certaine mesure, dépendantes. On comprend donc que, dans l'espèce, la suppression des images auditives puisse troubler d'une façon plus ou moins accusée la faculté de parler, de lire, d'écrire. Plusieurs faits établissent la possibilité d'un trouble de la parole, à la suite d'une surdité verbale *sans lésion du centre qui préside directement au langage articulé*. Les observations de Broadbent et de Seppili sont à cet égard assez typiques. Chez le malade de Broadbent, « le symptôme principal consistait dans la réduction presque absolue du langage à un jargon inarticulé, au milieu duquel on distinguait de temps en temps un ou plusieurs mots, tels que « s'il vous plaît, merci; » la malade de Seppili articulait bien les mots, mais un grand nombre d'entre eux restaient inintelligibles, soit que la malade mangeât des syllabes, soit qu'elle les assemblât étrangement. On retrouve des particularités analogues dans bien d'autres observations, dans celle de Rosenthal, par exemple, et dans une plus récente de S. West [1].

Si l'on réfléchit que les images auditives sont les images verbales par excellence, que nous sommes tous auditifs, au moins à un certain degré, que d'autre part, par suite de l'ordre d'acquisition des mots, il s'établit une sorte de subordination des images motrices aux auditives, on ne s'étonnera pas que les troubles de la parole articulée soient fréquents dans la surdité verbale, et on s'efforcera de distinguer de l'aphasie par perte des images motrices, dont nous parlerons plus loin, l'aphasie qui tient à l'insuffisance du réveil de ces images motrices par les images acoustiques. Wernicke et surtout Kussmaul ont avancé que les altérations du langage articulé n'étaient pas les mêmes dans les deux cas. Dans l'aphasie motrice proprement dite, il y aurait perte de la faculté d'articuler les mots, les syllabes, ou même les lettres (aphasie ataxique), tandis que dans la surdité verbale le désordre de la parole consisterait principalement en de la *paraphasie*, c'est-à-dire en ce trouble dans lequel, d'après la définition de Kussmaul, « les idées ne répondent plus à leurs images vocales, si bien *qu'au lieu de mots conformes au sens surgissent des mots d'un sens contraire, complètement étrangers et incompréhensibles* ».

Quoi qu'il en soit, si la parole articulée est fréquemment troublée en conséquence de la surdité verbale, il faut se garder de penser qu'il en soit nécessairement ainsi, comme inclinent à le croire Wernicke et Kussmaul. Contre cette dernière opinion on peut invoquer l'observation de M. Giraudeau. « Cette observation, dit M. Charcot, dans une des notes qu'il a bien voulu nous

1. S. West, *British med. journ.* 1885, et in *the Lancet*, t. II, 1885.

remettre, démontre que la surdité verbale, quand elle n'est pas poussée trop loin (obtusion auditive verbale), n'empêche pas le langage parlé, correct, tant qu'il est spontané, et ne le rend inapproprié qu'en tant qu'il s'agit de répondre à une question parlée qu'on ne comprend pas. Si la question est écrite, le malade la comprend (n'ayant pas de cécité verbale) et il y répond correctement, soit par écrit, soit verbalement, n'ayant ni aphasie motrice, ni agraphie. L'image visuelle du mot évoquée par le signe écrit suffit donc pour que les langages parlé et écrit soient corrects et en rapport avec l'idée, alors que l'image auditive fait défaut, et il est probable d'ailleurs que les images visuelles et motrices du mot ravivent, si elle n'est pas complètement éteinte, l'image auditive, et alors la notion complexe du mot se complète. »

La surdité verbale s'accompagne-t-elle de troubles de la lecture? Lichtheim[1] dans l'intéressant travail sur lequel nous aurons l'occasion de revenir, considère la faculté de lire comme subordonnée à celle d'entendre les mots. En d'autres termes, l'image visuelle du mot ne pourrait éveiller l'idée qu'à la condition de s'associer à l'image auditive, si bien que la surdité entraînerait, on le conçoit, à un certain degré, la cécité des mots. Le fait paraît vrai pour quelques cas, mais il cesse de l'être si on prétend l'ériger en loi générale. Wernicke et Kussmaul ont très justement remarqué que la subordination de la faculté de lire à celle de comprendre les mots parlés dépend du degré de culture de l'individu. L'homme qui a peu l'habitude de la lecture est obligé, pour saisir le sens d'un texte, d'associer les images auditives du mot aux images visuelles. Il est pour sa langue naturelle

1. Lichtheim, *Ueber aphasie* in *Deutsch arch. für klinik med.*, et *On aphasia* in *Brain*, 1885.

dans la situation où se trouve pour l'allemand le médecin dont nous avons précédemment parlé, qui ne comprend bien les textes de cette dernière langue qu'à la condition de les lire à voix haute ou basse. Que ce médecin, en effet, soit atteint demain de surdité verbale, il aura bien certainement une très grande difficulté à comprendre l'allemand à la lecture.

Mais il en est tout autrement de l'homme instruit et

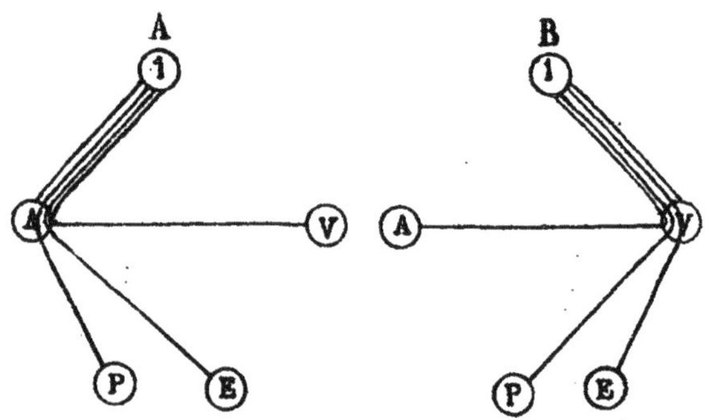

Fig. 2. — A. Schéma de M. Egger. B. Schéma de M. Montchal.

I. Centre intellectuel. — A. Centre auditif. — V. Centre visuel. — P. Centre du langage articulé. — E. Centre du langage écrit.

qui a l'habitude de lire. Celui-ci comprend les mots lus sans recourir aux images auditives. Chez lui donc la surdité verbale n'entraînerait certainement pas l'alexie.

On voit par ce qui précède, qu'un même trouble, originellement constitué par la perte des images auditives des mots, donnera naissance à des symptômes secondaires fort variables suivant les individus. En d'autres termes la symptomatologie fondamentale et constante de la surdité verbale consistera toujours dans l'impossibilité de comprendre les mots : si l'individu n'est qu'à un faible degré auditif, si chez lui les images visuelles et motrices ont le pas sur les auditives, le trouble restera confiné dans sa sphère étroite; si au contraire les représentations motrices ou visuelles sont dans la dépendance des représentations auditives, elles souffriront du trouble de ces dernières.

Nous croyons qu'il est utile d'insister ici sur l'influence que peuvent avoir les différences individuelles sur les modifications de la symptomatologie d'un même trouble. Ces différences indiquent qu'un schéma unique ne saurait s'appliquer à tous les individus et à tous les cas. Chacun de nous à sa *formule psychique* : celle de M. Egger (fig. 2 A) n'est pas celle de M. Montchal (fig. 2 B). Chez le premier toutes les opérations cérébrales sont subordonnées à l'audition mentale : l'écriture est dictée par la parole intérieure, et le langage articulé n'est qu'une simple répétition de cette dernière, la lecture elle-même suppose l'intervention des images auditives verbales. On conçoit donc que chez M. Egger là suppression de A amènera une perturbation profonde dans le jeu de P, E et V. Qu'au contraire A soit supprimé chez M. Montchal, chez qui les images auditives et motrices sont subordonnées aux images visuelles, et les conséquences seront tout autres. La lésion grave dans ce cas ne sera plus comme précédemment la surdité verbale mais la cécité verbale. Il ne s'agit pas ici d'une simple vue théorique et l'on verra plus loin, par l'exemple d'un malade de M. Charcot, quelle gêne intellectuelle profonde peut déterminer, chez un visuel, la perte de la vision mentale des signes.

CHAPITRE VIII

DE L'EFFACEMENT PARTIEL OU TOTAL DES IMAGES VISUELLES DES MOTS

La cécité verbale.

Dans la description que nous avons précédemment donnée des images verbales visuelles, nous nous sommes attaché à déterminer la part que prennent ces images au langage intérieur. Nous avons insisté sur ce fait que le sens de la vue est destiné surtout à nous donner des images d'objet et accessoirement des images de mot, contrairement au sens de l'ouïe qui, chez la plupart d'entre nous, constitue la porte d'entrée principale des images verbales. Nous avons enfin cherché à établir que, chez quelques personnes, les images visuelles des mots acquièrent une vivacité telle qu'elles arrivent à égaler en importance les images auditives, peut-être même à les surpasser.

Nous nous proposons actuellement de montrer que les images visuelles verbales comme les images auditives sont susceptibles de s'effacer en totalité ou en partie. Le trouble qui est ainsi constitué est désigné d'ordinaire du nom de *cécité verbale*. Ce trouble transitoire ou durable, suivant que la lésion déterminante est elle-même superficielle ou profonde, a, comme la surdité verbale, des conséquences plus ou moins graves au point de vue du fonctionnement intellectuel. Ces conséquences sont en raison directe de l'importance du rôle que jouaient les représentations verbales visuelles chez l'individu frappé : c'est là du moins ce qui ressortira, nous l'espérons, de quelques-uns des développements qui vont suivre.

Il n'est pas hors de propos de rappeler tout d'abord qu'il y a lieu d'établir entre les cécités, résultant d'une lésion cérébrale, des distinctions analogues à celles que nous avons précédemment admises entre les surdités. De même qu'il y a une surdité corticale, une surdité psychique, et une surdité verbale, de même on doit admettre une cécité *corticale* (Rindenblindheit), une cécité *psychique* (Seelenblindheit) et une cécité *des mots* (Wortblindheit). La précision dans les termes n'a pas ici moins d'importance que précédemment, si l'on veut s'entendre. La cécité corticale, c'est la perte de la perception des impressions lumineuses; la cécité psychique, c'est la perte des images commémoratives des objets, avec conservation au moins partielle de la vision lumineuse; la cécité verbale enfin, celle dont il doit être ici question, c'est la perte de la vision des mots, ou plus généralement des signes écrits.

Ces diverses formes de cécité, bien que différentes les unes des autres ne s'excluent pas réciproquement. La cécité corticale paraît toutefois, à première vue, incompatible avec les deux autres; et de fait, la perte complète de la vision, que le mot cécité corticale suppose, est inconciliable avec la cécité des objets et des mots, qui ne sont caractérisées qu'autant qu'il y a conservation de la perception lumineuse. Mais la forme de cécité corticale qu'on a l'occasion d'observer en clinique n'est pas une vraie cécité, en ce sens qu'elle ne porte que sur une moitié du champ visuel, c'est une *hémiopie*. Par la partie du champ de la vision qui reste intacte, le malade continue à percevoir la lumière et l'on peut de la sorte juger s'il reconnaît les objets et comprend les signes. C'est ainsi qu'on a été amené à constater la coïncidence fréquente (peut-être constante) d'un certain degré de cécité corticale ou plutôt d'hémiopie avec la cécité des mots. Mais bien que ces divers troubles puissent être réunis et marcher de pair, ils n'en restent pas moins fort distincts quant à leur nature et probablement quant à leur physiologie pathologique [1].

Nous n'avons pas à étudier ici la perte de la vision *lumineuse* d'origine corticale, ni celle de la vision des *objets;* la seule qui doive nous occuper, c'est la perte de la vision mentale des *signes*.

A l'état normal, on le sait, les images visuelles commémoratives des mots sont évoquées dans deux conditions différentes : tantôt l'évocation a lieu indépendamment de toute provocation extérieure directe, le mot est lu mentalement; c'est ce qui se passe lorsque nous réfléchissons ou lorsque nous nous remémorons par la vue le nom d'une chose ou d'une personne; l'opération dans ce cas est une opération de pur langage intérieur. Tantôt l'image visuelle du mot est ravivée par une impression, un stimulus venu du dehors; ce stimulus c'est le mot écrit. Dans ce second cas, réalisé durant la lecture, l'opération interne qui relève directement du langage intérieur, est provoquée par une opération externe ressortissant au langage extérieur. La lecture mentale comme la lecture proprement dite supposent

1. On trouvera dans la *Revue de médecine*, août 1885, une intéressante observation de cécité psychique, combinée à de la cécité verbale. Cette observation est due à M. le professeur Bernheim. Nous en parlons plus loin.

toutes les deux l'intégrité des images visuelles commémoratives des mots. Si ces images s'effacent, deux troubles différents pourront se produire, suivant qu'il y aura effacement superficiel de l'image, ou destruction complète de celle-ci.

Dans la première éventualité, le sujet aura perdu, d'une façon plus ou moins marquée, la faculté d'évoquer spontanément la représentation visuelle du mot; il lui faudra recourir, pour provoquer cette représentation, à l'impression extérieure; en d'autres termes, le sujet pourra *lire* l'imprimé ou l'écriture, mais il ne pourra plus lire *mentalement*, il sera *amnésique* pour les images visuelles des mots. Dans l'autre cas, l'effacement de ces images visuelles étant absolu, l'impression extérieure elle-même sera impuissante à les raviver, le sujet n'aura pas perdu seulement la faculté de lire mentalement, mais aussi celle de lire les caractères imprimés ou écrits, il aura de la *cécité verbale*.

L'*amnésie* visuelle des mots et la *cécité verbale* constituent donc deux degrés d'un même trouble. Ils sont, l'un par rapport à l'autre, ce que l'amnésie auditive est à l'égard de la surdité des mots. Nous allons les étudier successivement.

I. **Amnésie verbale visuelle.** — Il est impossible de tracer aujourd'hui une description un peu complète de l'amnésie verbale visuelle. Nous ne possédons pas les éléments d'une semblable description. L'amnésie des mots a été trop longtemps, nous l'avons dit, considérée comme un trouble simple, ayant sa personnalité, alors qu'elle est une collection d'amnésies partielles (auditive, visuelle, motrice). Or, ce n'est pas chose facile de débrouiller dans ce tout qui s'appelle la perte de la mémoire des mots, ce qui revient à la perte des images visuelles. Il ne faut pas oublier d'ailleurs que la part prise par l'amnésie visuelle à l'effacement du souvenir des mots dépend de la formule intellectuelle, si je puis dire, de l'individu chez lequel elle se manifeste. Cette amnésie aura peu d'importance chez un auditif qui se souvient des mots par l'oreille, elle en aura une très grande chez un visuel qui se rappelle les mots par la vue. On conçoit donc que l'histoire de l'amnésie verbale visuelle ne pourra être tracée avec quelque précision que du jour où nous serons en possession d'observations recueillies avec le souci des données psychologiques sur lesquelles nous avons insisté précédemment. Chez la plupart d'entre nous, l'amnésie visuelle a, croyons-nous, moins d'importance que l'auditive. Le plus grand nombre de nos images de mot nous viennent par l'ouïe, et lorsque nous nous efforçons de nous rappeler un nom, nous cherchons plutôt à l'entendre qu'à le lire. Il semble donc que l'amnésie, au moins l'amnésie physiologique qui survient avec l'âge, soit plutôt une amnésie auditive, qu'une amnésie visuelle. Il n'est point douteux cependant que, dans quelques circonstances au moins, nous évoquons le souvenir du mot écrit en même temps que le souvenir du mot entendu; le premier vient alors au secours du second; d'où il résulte que la perte de la mémoire visuelle verbale a certainement sa place à côté de la perte de la mémoire auditive.

J'ai indiqué précédemment qu'en ce qui me concerne, je suis visuel pour certains morceaux de littérature, auditif pour certains autres; par conséquent, chez moi, l'amnésie visuelle amènerait la perte du souvenir des premiers sans toucher aux derniers. Parmi les faits qu'on peut invoquer actuellement pour mettre en relief les conséquences possibles de cette amnésie visuelle, nul n'est plus significatif que celui observé par M. Charcot, et auquel nous avons précédemment fait allusion.

L'observation répond aux desiderata formulés plus haut, en ce sens qu'elle met en parallèle les aptitudes physiologiques de l'individu et les caractères du trouble pathologique. On se rappelle par les extraits de l'observation déjà cités, que M. X... dont il s'agit, était, dans toute l'acception du mot, un *visuel,* au point de vue de la représentation des mots comme de la représentation des objets. Or, le jour où, chez lui, les images visuelles s'effacèrent sous l'influence d'un désordre morbide, le langage intérieur en fut profondément affecté. « Aujourd'hui, dit l'observation, M. X... doit, comme à peu près tout le monde, ouvrir ses copies de lettres pour y trouver les renseignements qu'il désire (et qu'autrefois il se rappelait fort bien, grâce à la vision mentale), et il doit les feuilleter comme tout le monde avant d'arriver à l'endroit cherché. Il ne se souvient plus que des quelques premiers vers de l'*Iliade,* et la lecture d'Homère, de Virgile, d'Horace ne se fait plus, pour ainsi dire, qu'à tâtons. Il énonce à mi-voix les chiffres qu'il additionne (avant sa maladie, il les lisait mentalement), et ne procède plus que par petits calculs partiels. Quand il évoque une conversation, quand il veut se rappeler un propos tenu devant lui, il sent bien que c'est la mémoire auditive qu'il lui faut maintenant consulter, non sans efforts. Les mots, les paroles retrouvées, lui semblent résonner à son oreille, sensation toute nouvelle pour lui. Depuis ce grand changement survenu en lui, M. X... doit, pour apprendre par cœur quelque chose, une série de phrases par exemple, lire à haute voix plusieurs fois ces phrases, et affecter ainsi son oreille et, quand il répète plus tard la chose apprise, il a très nettement la sensation de l'audition intérieure, précédant l'émission des paroles, sensation qu'il ne connaissait pas autrefois. M. X... parle fort bien et fort couramment le français. Il déclare néanmoins qu'il ne peut plus penser en français, et qu'il ne parle cette langue qu'en traduisant sa pensée de l'espagnol ou de l'allemand, les premières langues qu'il ait apprises dans son enfance. » On voit quelle révolution profonde l'amnésie visuelle verbale a opérée dans le langage intérieur de ce malade. L'importance de cette révolution tient évidemment à ce que, par suite de dispositions héréditaires, M. X... avait l'habitude de faire appel plutôt aux images verbales visuelles qu'aux autres. On voit en outre que M. X... a pu, dans une certaine mesure, corriger le trouble dont il était atteint, par une éducation, nouvelle pour lui, du langage intérieur auditif. Il n'est pas vraisemblable qu'un auditif, privé tout à coup de ses représentations habituelles de mot, puisse avec une égale facilité compenser le trouble en recourant aux images visuelles. Nous pensons en effet que, d'une façon générale, l'amnésie verbale auditive a des conséquences plus fâcheuses et plus difficilement remédiables que l'amnésie verbale visuelle.

II. **La cécité verbale.** — Les considérations qui précèdent, relatives à l'amnésie verbale visuelle, nous conduisent naturellement à l'étude de la *cécité verbale.*

Celle-ci envisagée au point de vue de la physiologie pathologique, n'est, nous l'avons dit, qu'un degré plus accusé de l'amnésie. Elle est constituée non seulement par l'effacement des images visuelles de mot, mais par leur destruction complète, si bien que la vue même des mots écrits est incapable de réveiller ces images. La conséquence de ce trouble c'est l'impossibilité de la lecture. « La cécité verbale, dit M. Bernard[1] en manière de définition, met le sujet qu'elle affecte dans

1. BERNARD, *loc. cit.*, p. 72.

l'impossibilité de lire les lettres, les syllabes, les mots, les signes figurés divers placés sous ses yeux, tandis qu'il en distingue la silhouette, la position relative, l'arrangement général. »

Ce trouble a été pour la première fois bien décrit par Kussmaul[1], qui lui a donné le nom dont on se sert aujourd'hui pour le désigner. C'est grâce à cet auteur qu'on a pu depuis interpréter les observations de cécité verbale, simples ou complexes, qu'on retrouve en assez grand nombre éparses dans la littérature ancienne ou récente. Le fait de J. Schmidt[2], qui remonte à plus de deux siècles, le cas de Spalding[3] qui date de 1772, celui publié par Th. Hood[4] en 1822, renferment des détails curieux, se rapportant bien évidemment à la cécité verbale. Gendrin[5] en 1838 a relevé très explicitement chez un malade, l'existence de ce trouble, que Lordat[6] en 1843 constatait sur lui-même. Les observations de Trousseau, de N. Gueneau de Mussy[7], de Capdeville[8], de Dejérine[9], de Magnan et Skwortzoff[10], de Bertholle[11], d'Armagnac[12], en France; celles de Broadbent[13],

1. Kussmaul, *loc. cit.*, p. 224.
2. *Miscellanea curiosa medico-physica academiæ naturæ curiosorum*, t. IV, pp. 195 et 197. Cité par Bernard.
3. Beddoes, *the Hygeia*, t. III. (D'après Falret.)
4. *The phrenological transactions*, 1822, cité par Hammond. *Traité des maladies du système nerveux*, 1879. Paris, trad. franç.)
5. Gendrin, *Traité philosophique de médecine pratique*. t. I. (D'après Charcot.)
6. Lordat, *l'Observation de Lordat et son travail sur l'aphasie en 1843*, par Grasset : Appendice à l'*Étude des aphasies*. Montpellier, 1884.
7. N. Gueneau de Mussy, *loc. cit.*
8. De Capdeville, *Marseille médical*. 1880.
9. Déjerine, in *Th. Skwortzoff*.
10. Skwortzoff, *loc. cit.*
11. Bertholle, *Gaz. hebdom. de méd. et de chirurg.* Paris, 1881.
12. H. Armaignac, *Recueil d'ophthalmologie*, 1883.
13. Broadbent, *Cerebral mecanism of thought and speech*. Med. chir. trans., 1872.

en Angleterre, de Westphal[1] en Allemagne, enfin les faits récemment recueillis à la clinique de M. le professeur Charcot et dont M. Bernard a donné la relation, constituent les documents principaux sur lesquels peut être édifiée la description de la cécité des mots.

Si l'on veut se faire une idée exacte de ce trouble et des caractères cliniques qui lui sont propres, il est nécessaire, suivant le conseil si souvent donné par M. Charcot, de choisir, autant que possible, des cas simples, ceux dans lesquels la cécité est exempte de complications et constitue l'unique altération du langage. Ces cas ne font pas défaut dans la science et parmi ceux que nous avons indiqués, plus d'un réunit les conditions dont nous venons de parler. Il n'en est peut-être pas toutefois où le syndrôme clinique se soit présenté avec une pureté aussi absolue que chez un malade de la Salpêtrière que nous avons naguère présenté à la Société anatomique[2], et dont M. Bernard a rapporté l'histoire dans sa thèse. Cette observation, qui appartient à M. Charcot, constitue un véritable schéma. Nous en rappellerons les traits essentiels.

Il s'agit d'un négociant de la ville de T..., M. P..., âgé de 35 ans, d'une culture intellectuelle moyenne, parlant correctement le français, écrivant couramment et assez bien. Cet homme, avant l'affection qui va nous occuper, s'adonnait volontiers à la lecture, particulièrement à celle des romans et des feuilletons. Au mois d'octobre 1882, à la suite d'un incident de chasse qu'il est inutile de rapporter, il fut atteint d'une attaque

1. Westphal, *Verhandlung der Berliner geselstschaft fur anthropologie*, 4 mai 1876.

2. Société anatomique, séance du 27 avril 1883. Ce cas est publié dans l'édition italienne des leçons de M. Charcot, dans le *Progrès médical* (leçon de M. Charcot recueillie par Ch. Féré, 1883) et dans la thèse de M. Bernard, p. 77.

d'apoplexie d'où il sortit hémiplégique du côté droit et paraphasique. En quelques jours la paraphasie et l'hémiplégie se dissipèrent, et lorsque nous examinâmes le malade pour la première fois, sous la direction de M. Charcot, deux symptômes persistaient seuls : une hémianopsie latérale droite et la cécité verbale sur laquelle je vais m'arrêter. Je signale incidemment la perte de la vision dans la moitié droite du champ visuel. Ce trouble, comme j'aurai l'occasion de le redire, s'associe communément à la cécité des mots. La cécité verbale chez M. P... était aussi pure que possible. Chez cet homme en effet toutes les images autres que les images visuelles paraissaient dans un état d'intégrité parfaite. M. P... comprenait très bien tout ce qu'on lui disait, répondait avec une grande netteté aux questions, s'exprimait même avec une certaine facilité. De plus il écrivait aisément son nom, son adresse ou même une longue lettre, et cela sans faute notable d'orthographe; mais le fait intéressant c'est que, bien qu'il sût écrire et le fît avec une certaine aisance, il était *incapable de lire*. « J'écris, disait-il, comme si j'avais les yeux fermés, je ne lis pas ce que j'écris. » Et en effet, M. P... était dans l'impossibilité de relire les mots que quelques instants auparavant il avait tracés.

Cette observation, sur quelques détails de laquelle nous aurons à revenir, représente bien, comme on le voit, un cas de cécité verbale dans sa pureté idéale. Chez cet homme, toutes les catégories d'images (auditives, motrices d'articulation et motrices graphiques) étaient intactes, seules les images verbales visuelles étaient effacées.

De ce cas, observé depuis que la question de l'aphasie est entrée dans une phase nouvelle, il est instructif de rapprocher une des observations anciennes, recueillies sans aucune préoccupation théorique, et sans autre souci que celui de l'exposition exacte des symptômes. Nous choisissons celle que Trousseau a publiée dans les *Archives de médecine* en 1865. Elle a plus d'une analogie avec celle de M. P... Le malade, après une attaque d'hémiplégie et d'aphasie passagères, resta, comme le précédent, atteint de cécité verbale. Il parlait, il voyait les mots écrits, mais il était incapable de les comprendre; il lui était, par exemple, impossible de déchiffrer le titre d'un journal.

La constatation de pareils faits suffit à établir la possibilité d'une cécité verbale, indépendante de tout autre trouble accusé du langage. Elle montre combien est peu fondée l'opinion des auteurs qui, comme Wernicke[1]

1. Voici comment s'exprime Wernicke à propos de la cécité des mots, ou plutôt de la cécité psychique, dans son *Manuel des maladies du cerveau* : « Çà et là, dit-il, on a observé dans la sphère du nerf optique des phénomènes qui doivent être rattachés à des lésions de son expansion corticale. Il s'agit de la suppression des conceptions visuelles ou des images du souvenir d'ordre optique. L'exemple le plus connu de cet ordre est constitué par l'alexie, l'impossibilité de lire, parce que les images visuelles qui concernent les lettres et les mots sont absentes. La plupart du temps l'alexie accompagne d'autres perturbations-aphasiques, mais il peut arriver que ces dernières ne soient que peu considérables et que l'alexie constitue le trouble principal, ou même demeure seule après que les autres phénomènes aphasiques ont disparu. Ce qui est remarquable, c'est que de tels malades peuvent encore écrire, qu'un malade que j'ai observé était même en état de se rendre compte de la valeur des mots, puisqu'il pouvait écrire des caractères qu'il avait vus. Cette circonstance prouve qu'il n'est pas possible qu'il s'agisse d'une perte de fonction isolée portant sur les images du souvenir d'ordre optique des caractères, mais que nous avons affaire à un phénomène secondaire, peut-être à une interruption dans la conductibilité des voies d'association qui rejoignent l'image du souvenir optique et l'image phonétique qui lui correspond. Comme l'apprentissage de la lecture repose sur l'exercice de ces voies d'association, l'interruption des conducteurs expliquerait parfaitement la perte de la fonction. Telle est d'ailleurs l'opinion d'autres auteurs également. Jamais, en tout cas, il ne paraît y avoir eu d'accidents de cette sorte, spécialement limités au domaine des caractères écrits. » *Lehrbuch der Gehirnkrankheiten*, 1881, t. I. *Seelenblindheit*, trad. par Crouigneau *in* th. cit.

et Lichtheim, croient à une subordination presque nécessaire des images visuelles de mots aux images auditives correspondantes. Nous avons déjà fait voir, à propos de la surdité verbale, que la dépendance, réelle peut-être chez certains sujets, n'est pas un fait constant : surdité verbale et cécité verbale peuvent certainement exister isolées l'une de l'autre, la cécité verbale paraissant, à la vérité, se montrer à l'état de pureté plus communément que la surdité des mots.

Avant de poursuivre dans ses détails l'étude symptomatique de la cécité verbale, il est nécessaire de s'arrêter un instant sur la coïncidence de ces deux symptômes, en apparence contradictoires : la possibilité d'écrire et l'impossibilité de lire. Trousseau [1], qui avait eu l'occasion de noter le fait, relevait déjà, lors de la discussion à l'Académie de médecine, en 1865, la singularité d'une pareille coïncidence. « Le malade, disait-il, a dédoublé des aptitudes que l'observation avait jusqu'ici considérées comme indissolublement liées. Assurément, aucun psychologue n'aurait osé porter l'analyse jusqu'à isoler la faculté d'écrire de celle de lire. Ce que la psychologie n'a pas osé faire, la maladie l'a réalisé. » La maladie nous montre en effet que la mémoire visuelle et la mémoire motrice graphique constituent des facultés indépendantes. Le jour où la première est altérée, l'intelligence peut néanmoins continuer à se manifester par l'intermédiaire de la seconde.

La cécité verbale est totale ou partielle, c'est-à-dire qu'elle porte sur tous ou seulement un certain nombre des signes écrits conventionnels. Ces signes comprennent, on le sait, les lettres, les assemblages de lettres ou syllabes et ou mots, les chiffres, les notations

1. Trousseau, *Bull. Acad. de médecine*, 1865.

spéciales, comme les formules chimiques et algébriques, enfin la notation musicale.

Il est nécessaire d'insister encore sur ce fait que la cécité verbale s'applique aux seuls signes conventionnels écrits, non aux objets; elle est foncièrement différente, nous le rappelons, de la cécité psychique. Là est peut-être l'explication d'une particularité relevée depuis longtemps par les auteurs, et qui avait notamment beaucoup frappé Trousseau : les individus atteints de cécité des mots, comme la plupart des aphasiques d'ailleurs, ont conservé la faculté de jouer aux dames, aux dominos, au trictrac, aux cartes même. Il est présumable qu'il n'en est pas de même de ceux qui sont frappés de cécité psychique, et qui ont perdu la faculté de reconnaître l'usage des objets. C'est qu'en effet, les pions d'un damier ou d'un trictrac sont assimilables aux objets quels qu'ils soient, mais non aux signes. Il en est de même des cartes : elles ont sans doute une valeur de convention, mais n'en sont pas moins très différentes des signes phonétiques. Elles seraient à rapprocher plutôt de l'écriture idéographique. Or, les individus atteints de cécité verbale déchiffrent d'ordinaire cette écriture, de même qu'ils sont aptes à reconnaître un dessin. Une malade de M. Van der Abeele[1], qui avait perdu la faculté de lire, « percevait parfaitement cependant les images formées sur le papier, de manière à pouvoir en expliquer la signification et lire les rébus ».

La cécité verbale porte tantôt sur les lettres, tantôt seulement sur les mots. Dans le premier cas, le malade est incapable de reconnaître les lettres de l'alphabet; il les voit, il en saisit la forme mais il ne sait plus ni leur nom ni leur signification, c'est la cécité *littérale*; dans le second cas, le malade reconnaît bien les lettres ou au moins la plupart des lettres, mais il ne comprend pas le sens des syllabes formées par leur assemblage, c'est la cécité *des mots* proprement dite, ou l'asyllabie de M. Bertholle. L'une des malades dont Mlle Skwortzoff a rapporté l'histoire, Mme Ch... présentait de la cécité littérale, le professeur Lordat au contraire, à qui « l'alphabet seul était resté », tandis que la réunion des lettres en syllabes était difficile, était atteint de cécité des mots. Au reste, il est ordinaire qu'avec ce dernier trouble coïncide un certain degré de cécité littérale; la plupart des malades en effet éprouvent de la peine à reconnaître quelques-unes des lettres de l'alphabet, d'ordinaire les moins usitées, comme *x* et *z*. Les caractères imprimés sont parfois déchiffrés avec plus de facilité que ceux de l'écriture cursive. C'est ce qui avait lieu notamment dans un cas rapporté par M. Grasset [2]. Plus fréquemment on observe le contraire. Cela tient à une circonstance spéciale sur laquelle nous reviendrons dans un instant.

Chez les malades atteints seulement de cécité des mots et non plus de cécité littérale, la vue de la lettre réveille dans le cerveau l'image correspondante, mais il n'en est plus de même des syllabes, et on voit les patients se livrer à mille efforts pour évoquer une représentation qui leur échappe. Leur met-on un mot sous les yeux, ils l'examinent dans tous les sens, le tournent et le retournent, cherchent à l'épeler, et ceci sans résultat, si la cécité verbale est complète et s'ils ne recourent pas à des procédés détournés. Quelques malades cependant reconnaissent avec assez d'aisance certains mots écrits, leur nom par exemple; mais ils les reconnaissent à leur longueur, à l'aspect général des lettres, comme on reconnaît, suivant l'heureuse com-

1. Van der Abeele, *Bull. de l'Ac. de médecine de Belgique*, 1865.
2. Grasset, *Montpellier médical*, 1884, p. 14.

paraison de Broca [1], un paysage ou un visage dont on n'a pas analysé les détails.

La cécité verbale entraîne l'impuissance à lire les chiffres romains, les formules algébriques ou chimiques. Ce qui se conçoit aisément puisqu'il s'agit là de signes qui ont une signification doublement conventionnelle. M. Bernard a fait sur le négociant de T... dont nous avons parlé précédemment, une intéressante observation. M. P... se servait dans sa maison de commerce d'une marque convenue, constituée par l'assemblage de quelques lettres. Il eut une dificulté spéciale à recouvrer la notion de la signification de cette marque.

La lecture des chiffres romains est tantôt conservée dans la cécité verbale, tantôt abolie avec celle des lettres. Certains malades reconnaissent les chiffres isolés mais ne peuvent lire les nombres.

Nous avons peu de renseignements sur la lecture musicale et il est impossible de préciser actuellement quelles sont les relations de ses troubles avec ceux de la lecture des mots. Ce qu'on peut affirmer c'est qu'il y a une cécité de la musique. M. Finkelnburg a rapporté le cas d'un musicien qui, à la suite d'une attaque d'aphasie, avait perdu la faculté de lire les notes tout en ayant conservé celle de jouer de mémoire. M. Proust [2] cite un fait analogue : son malade pouvait écrire la musique mais était incapable de la lire. M. Charcot nous a raconté qu'un de ses collègues, professeur éminent de la Faculté de Paris et musicien distingué, avait été désagréablement surpris, un jour qu'il se mettait au piano, de constater qu'il était dans l'impossibilité de déchiffrer comme d'habitude. Il voyait les notes mais ne les comprenait plus. La cécité musicale fut,

1. Broca, *Bull. Soc. anthropol.*, 1865.
2. Proust, *Arch. gén. de médecine*, 1866.

dans le cas particulier, l'avant-coureur d'une hémiplégie à laquelle le malade succomba. — Nous sommes portés à penser que la cécité musicale doit précéder la cécité verbale et par conséquent l'accompagner lorsque celle-ci est constituée. Cette vue théorique, que nous ne pouvons encore appuyer sur les faits, nous paraît conforme à ce que nous savons de l'ordre de dissolution des souvenirs visuels. Les images visuelles de notes, chez ceux du moins qui ne font pas de la lecture musicale l'objet de leurs occupations courantes, sont vraisemblablement moins adhérentes que les images verbales, acquises depuis la plus tendre enfance et tous les jours renouvelées chez les personnes qui lisent. Si l'on veut jeter quelque lumière sur cette question de la cécité musicale, il sera donc nécessaire de préciser les relations exactes que ce trouble présente avec la cécité verbale, de rechercher si dans l'ordre d'établissement, il précède ou suit cette dernière, et si cet ordre n'est pas d'ailleurs variable avec les individus selon qu'ils ont été éduqués à lire peu, beaucoup, ou journellement la musique.

Nous venons de passer en revue les désordres que la cécité verbale détermine dans la faculté de la lecture. Il nous reste à rechercher dans quelle mesure ces désordres retentissent sur les autres opérations du langage. Ni la parole spontanée ou répétée, ni la faculté de comprendre les mots entendus ne sont intéressées lorsque la cécité verbale est pure de complications et du fait seul de cette cécité. On peut supposer cependant que le langage oral puisse se trouver plus ou moins atteint par une cécité des mots survenant chez un visuel. Chez ce dernier en effet beaucoup de mots ne sont prononcés qu'après avoir été lus mentalement : on conçoit donc que l'effacement des images visuelles puisse être de nature à troubler la parole volontaire. Mais c'est là, je me hâte de le dire, une pure hypothèse que jusqu'à présent aucun fait, à ma connaissance, ne légitime.

L'écriture est dans une plus étroite dépendance de la lecture que la parole. L'enfant apprend à lire avant d'apprendre à écrire et l'écriture n'est souvent qu'une sorte de copie de la vision mentale. Cependant on ne trouve dans les observations, utilisables à cet effet, rien qui autorise à admettre, au moins comme absolue, cette subordination de la faculté d'écrire correctement à celle de lire. Les lettres rédigées par M. P..., le négociant de T..., après l'apparition de la cécité verbale, n'étaient pas moins correctes que celles écrites avant l'accident.

M. Bernard observe avec raison que jusqu'à présent il n'existe pas un cas de cécité verbale pure suivie d'agraphie. Il est juste de relever cependant que chez la malade de MM. d'Heilly et Chantemesse, atteinte de surdité et cécité verbales, il existait de l'agraphie, bien qu'à l'autopsie on n'ait pas constaté de lésion de la deuxième frontale. Mais on ne peut pas tirer grand parti de ce fait, car il n'est pas mentionné dans l'observation si la malade écrivait facilement avant sa maladie, — On a dit que les malades atteints de cécité des mots écrivaient comme s'ils avaient les yeux fermés. La comparaison n'est exacte qu'à demi. Lorsqu'on a les yeux fermés on peut encore lire mentalement, et cette vision intérieure des caractères et des syllabes peut concourir à guider la main, dans une certaine mesure. Or la vision mentale fait défaut chez les malades dont nous nous occupons.

A priori on pourrait s'attendre à ce que la perte de la faculté de lire entraînât nécessairement à sa suite la perte de la faculté de copier. Il n'en est rien cependant. Mais ici il faut distinguer deux catégories de cas. Les malades qui relèvent de la première, copient les mots comme ils feraient d'un dessin, ou comme nous copierions nous-mêmes du sanscrit ou de l'hébreu, suivant la comparaison de Gairdner. Mais d'autres transposent en écrivant et traduisent l'imprimé en cursive. M. Bernard [1] a rapporté un cas très curieux de cet ordre. — Il nous paraît difficile de donner une interprétation de ces faits.

Les malades mis par la cécité dans l'impossibilité de comprendre, à la lecture, les mots imprimés ou écrits, ont recours quelquefois à un procédé ingénieux, à l'aide duquel ils arrivent, malgré leur infirmité, à saisir le sens des mots placés devant eux. Ils ne peuvent plus éveiller l'idée en évoquant l'image visuelle du mot, puisque les images visuelles sont effacées; mais ils y arrivent en évoquant l'image motrice graphique. Voici en effet le phénomène relevé dans quelques cas, notamment chez un malade de Westphal [2] et aussi chez le négociant de T..., dont nous avons parlé précédemment. Ces malades déchiffraient assez aisément le sens des mots qu'ils avaient à lire, en reproduisant avec la main les mouvements nécessaires pour écrire le mot. Mlle Skwortzoff, dans une de ses observations, a noté une particularité analogue : l'aphasique dont il s'agit, incapable de lire les mots écrits, lisait aisément par l'intermédiaire du toucher, lorsqu'on lui mettait sous la main des mots constitués de caractères en relief. Ces faits de suppléance présentent, on le conçoit, au point de vue du mécanisme du langage, le plus grand intérêt. Ils nous expliquent en outre certaines particularités observées chez les malades : si quelques-uns de ces derniers, par exemple, lisent plus aisément les caractères écrits que les imprimés cela tient à ce

1. Bernard, *loc. cit.*, p. 111, obs. V.
2. Westphal, *Zeitsch. f. ethnologie*, 1874. Cité par Kussmaul, *loc. cit.*, p. 231

qu'ils reproduisent plus facilement avec la main les premiers que les derniers.

Nous relevons dans le fait rapporté par M. Bernheim[1] un détail non moins curieux que les précédents. Il a trait au réveil des images visuelles, non plus par les images motrices graphiques, mais par les images verbales auditives. En effet, le malade de M. Bernheim atteint de cécité psychique et verbale sans autre trouble concomitant de la faculté du langage, « retrouvait les mots et les lettres, quand il les *entendait prononcer* devant lui ». C'est là une nouvelle preuve des secours réciproques que se prêtent mutuellement les divers centres.

Il y a une dernière considération à présenter à propos de la cécité verbale. Dans quelle mesure ce trouble, supposé pur, porte-t-il atteinte au fonctionnement intellectuel ? Il serait superflu d'insister longuement pour montrer que la perturbation apportée dans ce fonctionnement par l'effacement des images visuelles verbales, doit être en raison directe de l'usage que l'individu faisait de ces images. Les représentations visuelles verbales ne sont pas nécessaires à l'intelligence : la preuve en est que le paysan illettré, chez qui ces représentations n'existent pas, pense comme les gens instruits. Il a moins de ressources à son service, puisque les images verbales visuelles lui manquent; par suite son intelligence est moins affinée ; mais le jour où une lésion susceptible d'amener chez un homme instruit la cécité des mots, se manifesterait chez lui, elle ne se traduirait par aucun trouble appréciable du langage ou de l'intellect. On conçoit au contraire que la cécité verbale ou même la simple amnésie soient l'occasion d'un dérange-

1. Bernheim, *Contribution à l'étude de l'aphasie. De la cécité psychique des choses; loc. cit.*, p. 631.

ment cérébral grave, si elles surviennent chez un individu qui faisait un grand usage des représentations visuelles de mots. Le malade aura alors toute une éducation à refaire et, comme celui dont M. Charcot a rapporté l'observation, il sera contraint de développer sa faculté de représentation auditive, par exemple, pour suppléer à l'effacement des images visuelles.

La symptomatologie de la cécité verbale, on le voit donc, sera variable non seulement suivant que la lésion sera superficielle ou profonde, c'est-à-dire suivant qu'il y aura simple effacement ou destruction absolue des représentations visuelles, mais encore suivant les sujets et la formule intellectuelle de ces derniers.

CHAPITRE IX

DE L'EFFACEMENT PARTIEL OU TOTAL DES IMAGES MOTRICES D'ARTICULATION

L'aphasie motrice.

(Aphémie, aphasie ataxique, logoplégie).

Le trouble du langage dont nous allons parler dans ce chapitre, est celui qui a été décrit le premier, le seul dont on ait su pendant longtemps démêler les caractères : c'est l'*aphémie* de Broca, l'*aphasie ataxique* de Kussmaul, la *logoplégie* de M. Magnan. On l'a longtemps désigné par le terme général d'*aphasie*. Mais le mot servant aujourd'hui, à tort ou à raison, à dénommer non plus une forme spéciale, mais les diverses formes de troubles du langage, il est nécessaire de le faire suivre d'une épithète, si l'on veut continuer à l'employer pour désigner l'ancienne aphasie. L'expression aphasie motrice, adoptée par M. Charcot, paraît être entrée dans le langage courant, au moins en France. C'est elle que nous adopterons de préférence aux autres. Elle pourrait à la rigueur prêter à la confusion, en ce sens que la perte de la faculté d'écrire est aussi une aphasie motrice; mais on est convenu d'appliquer à ce dernier trouble la dénomination d'agraphie. Au reste, si l'on craignait que la confusion signalée plus haut s'établît, il suffirait, comme le fait quelquefois M. Charcot, de joindre à l'expression aphasie motrice, les mots : type Bouillaud-Broca. Cette dénomination APHASIE MOTRICE (*type Bouillaud-Broca*) a le défaut d'être un peu longue, mais elle possède en revanche le double avantage d'être plus précise que toute autre, et de rappeler le nom des auteurs qui ont fait le plus pour la détermination du type dont il s'agit.

L'aphasie motrice, envisagée dans sa forme la plus pure, consiste dans la perte de la parole articulée chez des individus qui ne sont ni paralysés ni déments, avec conservation de la faculté d'entendre, de lire et d'écrire es mots.

Réduite ainsi à son expression vraie, l'aphasie motrice résulte, comme les autres aphasies, de la perte d'une mémoire. Mais ce n'est plus ici ni la mémoire auditive ni la mémoire visuelle qui sont en jeu, c'est la mémoire motrice d'articulation. Ce fait a été plus qu'entrevu, il a été mis en relief, il y a plus de 20 ans, par Trousseau et surtout par Broca. Il suffira, pour s'en convaincre, de se reporter à la célèbre discussion qui eut lieu à l'Académie de médecine en 1865. A l'opinion de Bouillaud qui imaginait l'existence d'un centre coordinateur de la parole, sans bien s'expliquer sur la nature des fonctions de ce centre, Trousseau et Broca opposaient la doctrine suivante : l'enfant ne parle que parce qu'il a appris à parler, et les perfectionnements successifs qu'on observe dans son langage, s'expliquent par le perfectionnement d'une espèce particulière de mémoire, la mémoire des mouvements nécessaires pour l'articulation des mots. C'est cette mémoire qui est abolie dans l'aphasie.

L'avenir a donné raison à Trousseau et à Broca et il

nous est impossible aujourd'hui de comprendre le mécanisme de l'aphasie motrice autrement que ces auteurs. Nous avons suffisamment insisté sur l'importance des représentations motrices de mots, comme modalité du langage intérieur, pour que la réalité de ces représentations ne puisse être actuellement mise en doute. Si ces résidus moteurs (Ribot), ces images motrices (*Bewegungsbilder* Kussmaul) ne se constituaient pas, nous serions constamment dans la situation de l'enfant qui essaye de balbutier ses premiers mots, nous n'apprendrions pas à parler, car qui dit apprendre dit se souvenir. Or si on se donne la peine d'analyser l'aphasie motrice, on constatera qu'elle se réduit nécessairement à l'effacement de ces résidus et de ces images. A l'appui de cette manière de voir je puis invoquer un fait d'observation intérieure qu'on me permettera de rappeler. Il m'est arrivé quelquefois de provoquer chez moi, au moyen du tabac, de véritables attaques d'aphasie transitoire. Or, dans une de ces attaques dont je publierai un jour la relation, j'ai constaté avec la plus grande netteté ce qui suit : je n'avais conservé à mon service qu'un très petit nombre de mots, et tout en m'analysant je cherchais à dénommer les objets que j'apercevais autour de moi. Une dame, en cet instant, passait munie d'un parapluie : je m'efforçai de prononcer le nom de cet objet, dont j'avais la notion la plus nette ; mais je n'aboutis qu'à quelques monosyllabes incohérents. J'évoquai cependant avec une certaine facilité l'image auditive et l'image visuelle du mot, je vis surtout à un moment donné, le mot parapluie très nettement écrit. Il ne me manquait absolument, à ce moment, que la faculté de prononcer le mot. Je cherchais à coordonner les syllabes qui le constituent et tandis que j'articulais très bien « parapet », « obélisque », ma langue faisait à ma mémoire motrice un infructueux appel. Puis, tout à coup, comme je tenais les yeux fixés sur l'image visuelle mentale du mot, le mot éclata pour ainsi dire et partit d'un jet : l'image visuelle avait ravivé l'image motrice un moment effacée.

Ce qui prouve encore que l'aphasie motrice est un simple trouble de mémoire (d'une mémoire spéciale bien entendu) c'est qu'elle se ressent de toutes les influences capables d'agir sur les troubles de cet ordre. Comme les troubles de la mémoire elle est susceptible de s'atténuer momentanément ou de disparaître à la suite d'une excitation cérébrale ou par l'effet d'une association de sensations venant réveiller les souvenirs disparus ; enfin elle est soumise aux lois qui régissent l'ordre d'organisation et d'effacement de ces souvenirs.

Je reviendrai dans un instant sur ces particularités. Mais avant d'aller plus loin il est nécessaire de rappeler les caractères cliniques de l'aphasie motrice. Sur ce point je serai bref, car il s'agit de notions depuis longtemps connues et exposées dans tous les livres. Tantôt l'effacement des représentations motrices est complet. Les malades ne peuvent articuler aucune syllabe, ils sont réduits au mutisme absolu ou à des grognements inintelligibles. Plus souvent ils ont à leur service quelques syllabes dont ils se servent à tout propos : *ah! oh! aie! tau! tois!* ou des mots baroques et sans signification : *parda, vousi, dépan;* une aphasique que nous avons connue à la Salpêtrière, répondait à toutes les questions : *Macassa, macassa.* On se rappelle le malade de Trousseau, dont le vocabulaire se limitait au mot bizarre *monomomentif;* une autre observée par Perroud n'avait à son service que cette expression singulière *iqui phophoïqui;* celui de M. de Fleury : *baden abaden badena.* Quelques aphasiques mieux partagés peuvent encore jurer, comme cette dame, fort distinguée d'ailleurs, observée par Duchenne (de Boulogne), qui n'avait pour toute conversation que : *Sacré nom de Dieu!* M. Bernard, rapporte, d'après A. Daudet, que le poète Baudelaire, atteint d'aphasie, pouvait seulement prononcer : « Cré nom! cré nom! » A mesure qu'on remonte l'échelle, on voit le vocabulaire des aphasiques s'enrichir : quelques-uns prononcent leur nom plus ou moins correctement, d'autres disposent de phrases entières : « Madame été, mon Dieu est-il possible, bonjour Madame », répétait à chaque instant une malade dont M. Durand-Fardel a relaté le cas.

Quelquefois les aphasiques ne s'aperçoivent pas de l'incorrection de leur langage, plus souvent ils s'en impatientent et s'en affligent. Ils témoignent par leurs gestes du chagrin que leur occasionne leur impuissance.

Les malades dont nous venons de parler sont les plus sérieusement frappés. Chez eux l'atteinte portée à la mémoire motrice a été telle que toutes les représentations se sont évanouies à l'exception de quelques-unes, qui se rapprochent pour la plupart, par leur caractère exclamatif, des manifestations du langage émotionnel. Mais il est des aphasiques chez lesquels le trouble est moins accusé. Le vocabulaire chez ces derniers, est assez riche pour qu'il soit plus facile de dresser la nomenclature des mots qui sont restés, que celle des mots qui ont disparu. Ces malades se prêtent, mieux que les premiers, à la vérification de la loi qui régit la dissolution de la mémoire. C'est chez eux qu'on peut constater que la marche de l'amnésie motrice, comme celle de toute amnésie, va du *particulier* au *général*. « Elle atteint d'abord les noms propres qui sont purement individuels, dit M. Ribot[1], puis les noms de choses qui sont les plus

1. Ribot, *les Maladies de la mémoire*, p. 132.

concrets, puis tous les substantifs qui ne sont que des adjectifs pris dans un sens particulier; enfin viennent les adjectifs et les verbes qui expriment des qualités, des manières d'être, des actes. Les signes qui traduisent immédiatement des qualités périssent donc les derniers. Le savant dont parle Gratiolet, qui oubliant tous les noms propres, disait : « Mon confrère qui a fait « telle invention » en revenait à la désignation par les qualités. La notion de qualité est la plus stable, parce qu'elle est la première acquise, parce qu'elle est le fond de nos conceptions les plus complexes. » Les faits cliniques sont nombreux pour établir la vérité des propositions qui précèdent. J'en cite quelques-uns au hasard. Piorry rapporte que l'abbé Périer avait perdu la faculté de trouver les substantifs quels qu'ils fussent. Il disait ainsi : « Donnez-moi mon... ce qui se met sur la .. » quand il voulait demander son chapeau; et pour son habit : « Donnez-moi ce qui se porte pour se vêtir. » De même un malade observé par Bergmam, privé des noms propres et des substantifs, disait pour *ciseaux*, ce avec quoi on coupe, pour *fenêtre*, ce par où l'on voit, par où il fait clair [1]. J'observe depuis quelques mois un médecin, chez lequel j'ai vu se produire de l'aphasie motrice. Le trouble est allé en s'amendant après avoir été très accusé, et j'ai pu suivre d'autant mieux l'ordre de réapparition des souvenirs moteurs qu'il s'agissait d'un cas type, sans complication aucune de cécité ou surdité verbale, et que j'avais affaire à un malade particulièrement intelligent. Or là, comme d'habitude, les substantifs, puis les noms propres ont été les derniers à revenir. Il y a peu de temps encore le malade avait une grande difficulté à prononcer les termes tech-

1. Ces deux faits sont rapportés dans la thèse de D. Bernard, p. 185.

niques, comme par exemple les mots *chloral* et *paraldéhyde.*

Il est un autre ordre de faits qu'on peut invoquer en faveur de la loi de dissolution de la mémoire motrice telle qu'elle a été précédemment formulée. Chez certains aphasiques polyglottes le trouble morbide respecte une ou plusieurs des langues connues du malade, ou s'il les a toutes également atteintes, ces langues sont réorganisées dans un certain ordre. Cet ordre est en général celui de l'acquisition première. C'est ainsi que la langue maternelle est d'ordinaire celle que l'aphasie respecte, ou que le sujet recouvre en premier lieu lorsqu'il se remet à parler. On trouvera dans les auteurs et notamment dans la thèse de Bernard un grand nombre d'exemples établissant le fait. A la vérité il en est d'autres qui le contredisent et qui semblent à première vue infirmer la loi que nous avons énoncée. D'une part on a noté chez certains aphasiques la conservation de la mémoire motrice des noms, avec effacement de la mémoire des verbes et des pronoms. Bouillaud[1], Winslow[2], A. Voisin[3], ont rapporté des faits de cette nature. D'autre part on a relaté plusieurs observations dans lesquelles l'aphasie, respectant une ou plusieurs des langues en possession desquelles était le sujet, portait ses atteintes précisément sur la langue maternelle. Un cas de Bourdin[4] appartient à cette catégorie. Mais ces exceptions, bien que positives, ne sont pas assez nombreuses pour infirmer la règle. Quelques-unes d'ailleurs constituent des exceptions plus apparentes que réelles, et sont susceptibles d'interprétations. Il est donc bien établi, croyons-nous, que les représentations motrices

1. Bouillaud, *C. rend. Acad. des sciences*, 1873.
2. Winslow, *Obscure diseases of the Brain*, 1863.
3. A. Voisin, *Bull. de la Soc. anthropolog.*, 1866.
4. Bourdin, *Soc. méd. psychol.*, 1876.

obéissent, dans leur effacement et leur réapparition, aux lois qui régissent les autres phénomènes de souvenir.

J'ai indiqué plus haut que l'aphasie, lorsqu'elle n'est pas absolue, peut être modifiée momentanément sous certaines influences susceptibles de surexciter pour un temps la mémoire motrice. Les faits relatés par Gairdner, H. Jackson, Trousseau et bien d'autres ont établi, par exemple, que sous l'empire de la colère, ou d'une vive émotion, certains aphasiques retrouvent des mots qu'ils sont, dans les conditions normales, incapables de prononcer. Une particularité plus curieuse est celle qu'a relatée M. Brown-Sequard[1]. Un médecin aphasique à l'état de veille, recouvrait la parole en rêvant; n'est-on pas en droit de voir là un fait d'hypermnésie motrice relative, analogue à ceux bien connus que le rêve détermine dans la sphère des autres mémoires verbales ou sensorielles?

Les faits dont il me reste à parler ne sont pas moins intéressants. L'aphasique qui est incapable d'évoquer spontanément les images verbales motrices, peut arriver à le faire lorsque le centre où résident ces images est actionné par un autre centre sensitif. Le centre auditif tient à cet égard la première place. Beaucoup d'aphasiques répètent des mots prononcés devant eux alors qu'ils sont parfaitement incapables, lorsqu'ils sont abandonnés à eux-mêmes, de retrouver les images motrices de ces mots. La plupart des faits d'*écholalie* s'expliquent de la sorte. Il suffit même parfois, comme Tamburini et Marchi[2] l'ont relevé, de dire à l'oreille du malade un mot ayant avec le mot cherché une sim-

1. Ce fait est cité par M. Ribot, *Mal. de la mémoire*, p. 128.
2. Tamburini et Marchi, *Rivista sperimentale di frenatria*, p. 282.

ple analogie de consonnance, pour qu'aussitôt ce dernier soit retrouvé. Il est bien évident, dans les faits de cet ordre, que le centre des représentations motrices est momentanément réveillé par la sensation auditive. Peut-être pourrait-on expliquer par une action analogue du centre auditif sur le centre d'articulation, la faculté singulière que possèdent quelques aphasiques de prononcer en les chantant des mots qu'ils ne peuvent dire sur le ton de la conversation. Les faits de ce genre ne sont pas rares et j'en pourrais citer ici bon nombre : j'en rapporterai un seul dû à M. Grasset[1]. Il s'agit d'un officier qui n'avait pour tout vocabulaire que le mot *pardi* et la lettre *b*, il était notamment incapable de prononcer les mots *enfant* et *patrie*. Cependant il chantait avec exactitude, en articulant les paroles, le premier couplet de la *Marseillaise*.

Il ne faut pas confondre avec les cas de l'espèce précédente, ceux plus communs dans lesquels il y a conservation de la faculté de fredonner les airs ou de les chanter, comme le malade de Béhier faisait de la *Marseillaise* et de la *Parisienne*, c'est-à-dire sans articuler les paroles et en modulant simplement les airs à l'aide d'un monosyllabe répété indéfiniment : *tan*, *tan*, *tan*, par exemple. Cette faculté dénote la persistance des images auditives de son et des représentations motrices correspondantes. Mais elle n'implique nullement l'intervention au moins directe des représentations motrices de mots.

J'indiquerai incidemment, à ce propos, que certains faits pathologiques démontrent la réalité et l'indépendance d'images motrices des mouvements du larynx et du thorax affectés à la production des sons musicaux. Il y a, en effet, une aphasie motrice pour la musique

1. Grasset, *Montpellier médical*, 1878.

comme il y a une aphasie motrice pour les mots. Une observation de A. Kast[1] établit la chose avec netteté. Elle est relative à un jeune homme de 25 ans, qui fut atteint de divers troubles cérébraux consécutifs à un traumatisme du crâne. Kast constata à un moment donné ce qui suit : le malade était affecté d'une cécité verbale et d'une aphasie motrice très incomplètes. Ce qui frappait chez lui en dehors de ces phénomènes, c'était l'aptitude très différente du malade à comprendre et à exécuter le chant. Lorsqu'on exécutait une mélodie devant lui, il reconnaissait très bien les notes justes et les notes fausses; mais quoi qu'il chantât beaucoup avant son accident, il était devenu incapable d'exécuter un air avec les tons et les intervalles justes.

Les impressions visuelles jouent quelquefois, bien que plus rarement, à l'égard du centre moteur d'articulation, le même rôle que les auditives dans les cas précédents. On s'explique ainsi que des malades puissent prononcer le mot en le lisant alors qu'il sont incapables d'y arriver s'ils n'ont pas le texte écrit sous les yeux. C'était le cas d'un fermier du comté de Wiklow, dont parle Graves[2], qui ne pouvait dire le nom de sa femme et de ses enfants qu'à condition de le lire.

Je dois à l'obligeance de M. A. Pitres la communication d'un fait du même ordre. Il se rapporte à une malade de vingt-neuf ans atteinte d'hémiplégie droite avec aphasie motrice. Je détache de l'observation les détails suivants : « La malade ne peut prononcer qu'un très petit nombre de mots. En général elle ne dit que « oui » ou « non ». Quelquefois le matin à la visite, elle ha-

1. A. Kast, *Ueber störungen des gesangs und des müsikalischen gehörs bei aphasischen.* (*Aertzlich. Intelligenzblatt*, n° 44, 1885.)
2. Cité par Bernard, p. 194.

sarde un « bonjour Monsieur », qu'elle prononce « bochour Monsir ». Là se borne son vocabulaire. Quand on lui présente un objet, il lui est impossible d'en dire le nom. Elle en comprend cependant les usages et le prouve nettement par ses gestes. Si, par exemple, on lui montre un verre, elle fait le geste de boire ; un peigne, elle fait signe de se peigner. Elle sait très bien le sens des ordres qu'on lui transmet verbalement ou par écrit et les exécute quand cela est possible. Elle ne peut *répéter les mots* qu'on prononce devant elle à haute voix, quelle que soit l'insistance qu'on mette à le lui demander. Au contraire elle *peut articuler d'une façon très intelligible les mots écrits qu'on place sous ses yeux.* »

Je trouve dans un récent mémoire de Dingley[1], un bel exemple de réveil des images motrices d'articulation par les représentations soit auditives, soit visuelles du mot. Le fait est emprunté à Hertz (*Psychological magaz.* VIII). Le malade qui était incapable de prononcer de lui-même la moindre parole, articulait cependant distinctement tous les mots qui étaient prononcés devant lui lentement et à haute voix, ou ceux qu'on lui présentait imprimés ou écrits.

J'ai pu sur moi-même me rendre un compte très exact de cette influence des images visuelles sur la réapparition de certaines images motrices. Dans l'attaque d'aphasie provoquée à laquelle j'ai fait allusion plus haut, j'ai constaté de la façon la plus positive que le souvenir moteur de certains mots très usuels, comme les mots *parapluie, bec de gaz,* n'était réapparu chez moi, qu'à la suite de l'effort auquel je me livrai pour lire le mot, dont j'évoquai mentalement l'image visuelle.

1. E. A. Dingley, *On a case of amnesia.* Brain, janvier 1886, p. 492.

Au reste, il s'agit là de faits pathologiques qui ont en diminutif leur pendant à l'état physiologique. Tous les jours nous recourons au souvenir visuel, comme au souvenir auditif, pour retrouver l'image motrice d'un mot, c'est-à-dire arriver à prononcer ce mot.

L'aphasie motrice étant constituée et supposée dégagée de toute complication qui ne soit pas sous sa dépendance directe et immédiate, par exemple de tout affaiblissement intellectuel ou trouble du langage tenant à une lésion autre que celle dont elle dépend elle-même, est-elle susceptible d'influencer les autres modalités du langage ou l'intelligence?

A cette question on ne peut faire une réponse qui s'applique à tous les cas. Il est vraisemblable qu'un *moteur*, comme M. Stricker, chez qui la plupart des représentations verbales servant à la pensée, sont motrices, et chez lequel les autres représentations verbales (auditives ou visuelles) ne paraissent éveiller nettement l'idée qu'après s'être au préalable associées à l'image motrice du mot, il est vraisemblable, dis-je, qu'un pareil « moteur » serait profondément affecté dans ses opérations intellectuelles par une aphasie du type Bouillaud-Broca. Mais il n'est pas douteux non plus que, chez un auditif ou un visuel, l'aphasie motrice constituerait une infirmité sans grand retentissement sur les autres fonctions cérébrales. D'après Ferrier[1], l'aphasie de Broca entraînerait souvent à sa suite une difficulté de la lecture. « Chez la plupart des individus, dit cet éminent physiologiste, on peut observer une tendance, durant la lecture, à traduire les signes écrits dans leurs articulations équivalentes. Moins l'individu a reçu d'éducation, moins il lit, et plus cette tendance est manifeste; et quelques personnes ne peuvent lire en comprenant ce

1. D. Ferrier, *les Fonctions du cerveau*, p. 436.

qu'elles lisent, sans refaire réellement toutes les opérations articulatoires que représentent les caractères écrits. » On conçoit très bien que chez les individus auxquels Ferrier fait allusion, l'aphasie motrice puisse être l'occasion d'une certaine gêne de la lecture mentale. Mais cette particularité n'est vraie que pour quelques cas. Et on ne comprend guère que la perte de la parole articulée soit susceptible d'influencer directement la faculté de lire, lorsque par l'éducation et l'habitude, cette faculté a conquis son indépendance.

CHAPITRE X

DE L'EFFACEMENT DES IMAGES MOTRICES GRAPHIQUES

L'agraphie.

Nous avons précédemment cherché à établir que les mouvements combinés, au moyen desquels nous traçons les caractères et écrivons les mots, ne peuvent s'accomplir qu'à la faveur d'une mémoire spéciale, la mémoire motrice graphique. Cette mémoire, comme toutes les autres, est un composé d'images ou de représentations : les images des divers mouvements que nous avons progressivement appris à réaliser dans les actes d'écriture variés que nous avons exécutés. Ces images nous sont moins facilement révélées par la conscience que les images auditives, visuelles ou motrices d'articulation; aussi l'observation interne serait-elle tout à fait insuffisante pour nous permettre d'apprécier les caractères et le degré d'indépendance des représentations de cet ordre. Mais les faits pathologiques, lorsqu'on a soin de les choisir, viennent montrer au contraire, d'une façon péremptoire, l'autonomie réelle de la mémoire motrice graphique. Le trouble assez curieux que l'on désigne aujourd'hui sous le nom d'*agraphie* résulte, en effet, de la perte partielle ou totale de cette mémoire : l'agraphie est l'*aphasie de la main*, a dit M. Charcot. Or, comme l'agraphie, contrairement à ce qu'on avait pu penser autrefois, se manifeste quelquefois à l'état de parfait isolement, au même titre que l'aphasie ataxique, la surdité verbale, la cécité verbale, on ne peut se refuser à admettre que la fonction dont elle constitue l'abolition jouisse d'une réelle indépendance.

Il y a peu d'années, on se bornait, dans les descriptions relatives à l'aphasie, à parler de l'agraphie, d'une façon incidente, comme d'une complication fréquente des troubles de la parole, mais sans grande portée. On se contentait de répéter avec Gairdner, Trousseau, Jackson, qu'en général « les aphasiques écrivent au moins aussi mal qu'ils parlent », que ceux « qui ne peuvent pas parler du tout sont également incapables d'écrire ». Ogle[1] en 1867, créa le mot *agraphie;* la terminologie devint ainsi plus précise, mais la nosographie bénéficia peu de cette précision. Les opinions qui régnaient alors sur l'aphasie et ses formes, celle que partageaient la plupart des auteurs sur ce qu'on appelait alors l'amnésie verbale, orientaient les esprits dans une direction tout autre que celle des mémoires partielles. Marcé[2] avait cependant, dès 1856, posé, les termes principaux du problème de l'agraphie, avec une justesse de vue remarquable, dans un travail trop oublié, intitulé : « Mémoire sur quelques observations de physiologie pathologique, tendant à démontrer l'existence d'un principe coordinateur de l'écriture et ses rapports avec le principe coordinateur de la parole. » Il affirmait nettement l'indépendance des troubles de l'écriture : « Du milieu, disait-il, des variétés des lésions si nombreuses qu'on peut rencon-

1. W. Ogle, *Aphasie and agraphie,* Saint-Georges hosp. reports, 1867, t. II.
2. Marcé, *Mémoires de la Société de biologie,* 1856.

trer dans l'abolition de la parole ou dans l'abolition de l'écriture, la faculté d'expression par l'écriture finit par se dégager libre et indépendante. Et, en effet, elle est indépendante de la faculté d'expression, puisque deux fois les malades écrivaient couramment alors qu'il leur était impossible de parler. Elle est indépendante de la motilité de la main, puisque le membre supérieur ayant conservé toute sa contractilité, l'écriture peut être impossible. Enfin, l'existence de cette faculté ne saurait être liée à la contractilité de la langue et des muscles phonateurs, bien que nous ayons observé deux exemples de cette coïncidence, car notre regretté maître Sandras nous a dit avoir observé, bien des fois, des individus hémiplégiques du côté gauche, chez lesquels la langue était paralysée, et qui se servaient de l'écriture pour exprimer leurs pensées. » Les idées de Marcé attirèrent peu l'attention. L'auteur n'avait pas eu la bonne fortune de mettre la main sur un cas d'agraphie suffisamment pur pour entraîner les convictions. Mais les faits se sont présentés depuis, en même temps que la psychologie de la mémoire, s'orientait dans une nouvelle direction. Ces faits ne sont pas nombreux encore, mais ils sont suffisamment nets pour que la réalité d'une mémoire motrice graphique, et la possibilité d'une altération isolée de cette mémoire soient tenues aujourd'hui pour des vérités indiscutables. Les deux observations les plus décisives sont dues, l'une à M. Charcot, l'autre à M. Pitres. Ce dernier auteur les a analysées et commentées récemment dans un mémoire plein d'intérêt[1].

Le malade observé par M. Charcot était un ancien migraineux, âgé de 52 ans, qui occupait un grade élevé dans l'armée russe. Cet officier, qui parlait également

1. A. Pitres, *Considérations sur l'agraphie*, in *Revue de médecine*, nº 11, 1884.

bien le russe, le français et l'allemand, avait été affecté en 1882 de parésie du côté droit, et quelques mois après, d'une aphasie motrice transitoire pour le français et l'allemand. Lorsque M. Charcot le vit, au mois d'avril 1883, l'aphasie s'était dissipée, la parésie persistait à un degré léger, mais un phénomène nouveau s'était manifesté : l'agraphie. M. X..., dont l'intelligence était bien conservée, pouvait lire à haute voix les textes russes, français et allemands. Mais il était incapable d'écrire dans aucune de ces langues qu'il comprenait et parlait bien. « Je ne suis pas étonné, disait-il, de ne pouvoir écrire en français; ce qui me surprend, c'est de ne pouvoir écrire en russe, et je suis très affligé de ne pouvoir écrire en russe, bien que je le comprenne, que je le parle et que je possède la force suffisante pour diriger la plume. Quand je fus affecté, ajoutait-il, de paralysie des doigts de la main droite, je pouvais écrire des phrases correctes, quoique très imparfaites au point de vue de la calligraphie. Aujourd'hui que je ne suis plus paralysé, il m'est impossible de tracer un seul mot. » Et, en effet, M. Charcot ayant prié le malade de dire, puis d'écrire son adresse à Paris, celui-ci répondit d'abord sans difficulté : *Je demeure hôtel de Bade, boulevard des Italiens,* mais lorsqu'il voulut faire la même réponse par écrit, il arriva à peine à tracer les premières syllabes de cette réponse : *Je dem...*

Le cas relaté par M. Pitres est celui d'un négociant en vins, âgé de 31 ans, syphilitique, qui, au mois de juillet 1882, fut affecté d'une hémiplégie droite avec aphasie légère. Au mois de février 1884, époque à laquelle M. Pitres observa ce malade, l'aphasie motrice avait disparu, il restait seulement une certaine raideur du membre inférieur droit, mais on constatait, en outre, l'existence d'une agraphie des plus accusées, du moins de la main droite. « Au moment de l'examen, dit M. Pitres, M. L... jouissait de toute son intelligence, il ne présentait aucun trouble de la parole, aucune gêne de l'articulation des mots, il pouvait lire à haute voix, sans la moindre hésitation, et il lisait avec la même facilité l'écriture cursive ou imprimée.

« Après avoir fait asseoir commodément M. L... devant une table, nous lui donnons du papier et un crayon, et nous le prions d'écrire de la main droite le mot : *Bordeaux*. Il prend le crayon, le place très bien entre les doigts et le tient en apparence sans raideur et sans peine, mais il lui est impossible d'écrire une seule lettre. Il se rend cependant parfaitement compte mentalement des caractères qu'il faudrait tracer pour écrire le mot. Il épelle les lettres qui entrent dans sa composition, *B*, *o*, *r*, etc. Il nous montre ces lettres sur un journal, mais il est incapable de les écrire. « Je sais « très bien, dit-il, comment s'écrit le mot Bordeaux, « mais quand je veux écrire de la main droite, je ne sais « plus rien faire..... » Pour rendre l'observation plus simple nous demandons à M. L... s'il se rend bien compte de la forme d'une lettre isolée, la lettre L par exemple Il répond que oui et, pour le prouver, il la cherche et nous la montre dans plusieurs mots imprimés ou écrits à la main. Nous le prions alors d'écrire cette lettre sur le papier de la main droite. Il prend le crayon, mais n'arrive à tracer que des traits incohérents ne rappelant en rien la forme générale de la lettre L. La même série de phénomènes se reproduit pour les chiffres. »

Il serait difficile, ce me semble, de trouver des observations plus significatives que les précédentes : intégrité de la lecture, de l'audition et de la parole, intelligence suffisamment vive et conservée pour que les malades aient pu rendre compte avec une grande précision du trouble dont ils souffraient, enfin abolition presque absolue de l'écriture coïncidant avec la conservation des autres formes du langage, voilà bien toutes les conditions requises d'un fait, pour qu'il soit de nature à établir la personnalité de l'agraphie.

La pathologie expérimentale vient du reste à cet égard au secours de la clinique. On peut aisément, chez des hypnotiques, déterminer l'agraphie par suggestion, on peut même provoquer des agraphies partielles limitées à une seule lettre ou à un seul chiffre. Les expériences de MM. Binet et Féré[1] sur ce point sont très concluantes; elles montrent en outre que la perte de la mémoire motrice graphique est de même ordre que l'abolition d'autres mémoires motrices, comme celles qui président à la faculté de fumer, de coudre, de broder. Pour chacun des actes que nous avons coutume d'accomplir, il existe en somme une mémoire motrice, d'autant plus aisément altérable, suivant toute vraisemblance, que les actes eux-mêmes sont plus compliqués et exigent des combinaisons plus délicates. Comme exemple d'amnésie motrice relative à des associations spéciale de mouvements, je puis rappeler un cas curieux relaté par M. Charcot dans une de ses leçons; c'est l'observation d'un joueur de trombone qui avait perdu le souvenir des mouvements associés de la bouche et de la main, nécessaires au jeu de l'instrument. Toutes les autres mémoires motrices étaient intactes chez lui, sauf celle-là. Ce musicien avait oublié le maniement du trombone, comme d'autres ont oublié celui de la plume.

Il n'y aurait nul intérêt à nous appesantir longuement sur les particularités symptomatiques de l'agraphie dont on trouvera la description dans tous les ouvrages. Je rappellerai seulement que ce trouble, comme

1. Binet et Féré, *les Paralysies par suggestion*. (*Revue scientifique*, 12 juillet 1884.)

celui de la parole dans l'aphasie, est tantôt total, tantôt partiel. Il y a des malades qui ne peuvent former le moindre caractère, ils prennent la plume, la tiennent solidement, mais n'aboutissent qu'à tracer des linéaments informes ; d'autres écrivent quelques syllabes, leur nom ou même des lambeaux de phrase, qu'ils émaillent d'ailleurs des fautes les plus bizarres. Quelques-uns, tout en pouvant juxtaposer des syllabes les unes à côté des autres, n'arrivent à écrire que des mots sans signification, telle cette femme observée par H. Jackson[1] qui voulant donner son nom, écrivait : « *Sumil siclaa satreni.* » Elle indiquait son adresse de la façon suivante : « *Suuesr nut to mer linu lain.* » Quand l'agraphie est moins accusée, les malades peuvent écrire beaucoup de mots, mais avec de nombreuses incorrections ; ils reproduisent à tout propos, par exemple, la même lettre ou la même syllabe, ils ont ce que Gairdner a appelé l'*intoxication par la lettre*, comme certains aphasiques ont l'intoxication par le mot. Bastian[2] a vu un malade qui substituait aux syllabes terminales de tous les mots la syllabe *dendd*. Au lieu d'écrire : « Royal naval medical officer belonging to admiralty », il écrivait par exemple : Royondendd navendendd sforendeund belondendd. Il est fort intéressant de réunir, pour les comparer les uns aux autres, des spécimens d'écriture recueillis à différentes époques, chez les agraphiques qui guérissent ou s'améliorent. On peut ainsi suivre la série des transitions depuis l'impossibilité absolue de l'écriture, jusqu'à l'écriture régulière et correcte. On trouvera une curieuse série de ces spécimens dans la thèse de M. Legroux[3], qui les a publiés

1. Jackson, Cité par Bastian.
2. Ch. Bastian, *loc. cit.*, p. 255.
3. Legroux, *loc. cit.*, p. 20.

d'après une observation de M. Bourneville. M. Fournier[1] et M. Grasset en ont aussi fait reproduire de fort instructifs[2].

Les divers troubles de l'écriture que nous venons de mentionner ont été par quelques auteurs classés sous des dénominations différentes : on a appelé agraphie *littérale* et agraphie *verbale* l'agraphie des lettres ou des mots; Kussmaul a proposé d'appeler *paragraphie* cette forme du trouble dans laquelle le malade peut écrire, mais substitue au mot juste un mot sans signification dans la phrase, ou même, comme dans le cas de H. Jackson, cité plus haut, sans signification aucune. La paragraphie aurait d'ailleurs, d'après quelques auteurs, une signification tout autre que l'agraphie littérale ou verbale; c'est un point sur lequel j'aurai l'occasion de revenir.

L'agraphie constituant une forme d'amnésie, l'amnésie motrice graphique, est soumise aux mêmes influences que les autres amnésies : lorsqu'elle n'est pas absolue, une impression venue du centre d'une autre mémoire peut, en surexcitant le centre de la mémoire graphique, raviver momentanément cette dernière. Ainsi s'explique-t-on que des malades incapables d'écrire spontanément puissent écrire sous la dictée ou copier. Le sujet de M. Pitres copiait assez aisément l'écriture cursive, mais il ne pouvait reproduire en caractères ordinaires les mots imprimés, qu'il dessinait pour ainsi dire. Celui de M. Charcot pouvait aussi copier la cursive. Sous la dictée il arrivait, quoiqu'avec peine, à écrire quelques mots qu'il était incapable de tracer spontanément. Un agraphique, observé par Lasègue, notait sans difficulté la musique d'un air entendu.

1. Fournier, *la Syphilis du cerveau*, 1879, p. 260.
2. Grasset, *Traité des maladies du système nerveux*, 1884.

Il est possible, on le conçoit, d'utiliser pour la rééducation des agraphiques cette faculté d'écrire sous la dictée ou en copiant, lorsque les malades la possèdent.

M. Charcot a insisté sur ce fait que les souvenirs moteurs graphiques, comme les souvenirs moteurs d'articulation, s'effacent ou se reconstituent suivant les lois qui président à la dissolution et à la reconstitution de tous les phénomènes de mémoire. C'est une particularité qu'il a été à même de relever chez le malade russe soumis à son observation. Cet homme qui, on se le rappelle, connaissait également bien les langues russe, allemande et française, ne pouvait écrire le nom de M. Charcot ni en français, ni en allemand; il l'écrivait assez facilement dans sa langue maternelle, la plus *adhérente* naturellement, puisqu'elle était la plus anciennement acquise.

Nous avons une dernière question à nous poser à propos de l'agraphie. Quelle est l'influence qu'exerce sur le langage intérieur la suppression des images motrices graphiques? Nous avons vu qu'en ce qui concerne les représentations auditives, visuelles, motrices, cette influence doit être tenue pour fort variable suivant les sujets. Il en est de même des images graphiques. Chez la plupart d'entre nous celles-là ont moins d'importance que les autres, et en dehors des sourds-muets il y a vraisemblablement bien peu de gens qui *écrivent mentalement* leur pensée. L'effacement des images motrices graphiques nous semble donc ne devoir exercer que peu d'effet sur le fonctionnement de l'intelligence. Mais on devine qu'il en serait tout autrement si l'agraphie survenait chez un de ces sourds-muets dont nous avons parlé précédemment, chez lesquels toutes les images motrices des mouvements de la main, les graphiques comme les autres, ont une si grande importance dans le langage intérieur.

CHAPITRE XI

COUP D'ŒIL SUR LES APHASIES COMBINÉES ET LES APHASIES DE CONDUCTIBILITÉ (*Leitungs aphasies*)

Dans l'étude que nous venons de poursuivre, nous nous sommes attaché à isoler les unes des autres les formes typiques de l'aphasie ; nous avons montré que chaque groupe d'images est susceptible de s'effacer isolément ; que, dans certains cas, cet effacement d'un groupe a peu ou point de retentissement sur le fonctionnement des autres groupes ; que quelquefois, au contraire, par suite des relations qu'entretiennent entre elles les diverses formes de la représentation verbale, la perte d'un groupe d'images peut gêner le jeu des autres groupes : c'est ainsi que nous avons vu la surdité verbale amener parfois à sa suite et, du seul fait de son existence, la difficulté de la parole et de la lecture.

Mais on conçoit que le désordre cérébral, au lieu de se limiter à l'abolition d'une catégorie de représentations, puisse s'étendre à plusieurs simultanément, qu'il efface par exemple les images verbales visuelles en même temps que les auditives, les images motrices graphiques en même temps que les images motrices d'articulation. De pareilles combinaisons ne sont pas rares et nous en donnerons plus loin la raison. L'analyse clinique, en présence de ces cas complexes, s'entourera quelquefois, on le devine, de grandes difficultés. Il nous serait facile de rapporter ici bon nombre d'exemples de ces aphasies combinées; les monographies en sont encombrées. La relation de pareils faits ne présenterait ni utilité ni intérêt.

Mais il est un groupe de troubles du langage sur lequel nous devons nous arrêter quelques instants. Il s'agit des formes d'aphasie qu'on désigne en Allemagne sous le nom d'*aphasies de conductibilité* (Leitungs aphasies). Ces formes ne résultent pas de l'effacement d'un groupe d'images, mais de la rupture des relations qu'entretiennent entre elles les images des divers groupes. Pour parler le langage anatomique, elles ne tiendraient pas à la lésion d'un des centres où sont conservées les représentations verbales mais à l'altération des conducteurs qui relient chaque centre à ses congénères.

Quelques exemples permettront de mieux saisir ce dont il s'agit. Une malade, dont M. Déjérine[1] a rapporté l'observation, présentait entre autres troubles, celui-ci : *elle lisait très facilement, mais sans comprendre*, bien que l'intelligence fût suffisamment conservée. « Les mots écrits lus par elle à haute voix n'éveillaient en elle aucune idée, elle lisait pour ainsi dire d'une façon réflexe, sans comprendre aucunement ce qu'elle lisait, comme si elle eût fait une lecture en langue étrangère. » Chez cette malade, ce n'était évidemment ni le centre verbal visuel, ni le centre intellectuel qui

1. DÉJÉRINE, *Comm. à la Soc. de biologie*, 1880. Le texte de cette observation, publiée dans la thèse de Mlle Skwortzoff, et celui que nous trouvons dans le compte rendu de la Soc. de biologie (*Prog. méd.*, 629), diffèrent un peu quant à la forme.

étaient détruits, puisque d'une part elle était intelligente et que, d'autre part, la vue du mot réveillait les représentations visuelles verbales. On ne peut expliquer le trouble que par la rupture des communications entre le centre visuel verbal et le centre intellectuel. L'image du mot, dans ce cas, n'éveillait plus l'idée de l'*objet*.

Prenons un autre exemple : Dans l'observation de surdité verbale rapportée par Fränckel, le patient *répétait* facilement les mots prononcés devant lui, mais ne comprenait pas ces mots. Il est encore, dans ce cas, impossible de rapporter le trouble à une lésion du centre des représentations auditives puisque le malade entendait assez les mots pour les répéter. Force est d'admettre une rupture des relations entre le centre verbal auditif et le centre intellectuel, puisque la compréhension du mot n'avait pas lieu, quoique l'image auditive de ce mot fût éveillée.

D'autres faits se rattachent à l'interruption des communications non plus entre le centre intellectuel et les centres verbaux auditif ou visuel, mais entre les centres verbaux eux-mêmes. C'est ainsi que, d'après Wernicke, Kussmaul, Lichtheim, la *paraphasie* serait symptomatique d'une rupture des relations établies entre le centre des représentations auditives verbales et celui des représentations motrices d'articulation. De même la *paragraphie* tiendrait à la cessation des communications entre les centres auditif et visuel d'une part et le centre des représentations motrices graphiques d'autre part.

Le moment n'est pas venu de tracer une étude d'ensemble de ces aphasies de conductibilité indiquées par Wernicke et plus tard par Ch. Bastian [1]. Sauf des

1. Ch. Bastian, *loc. cit.*, p. 258.

exceptions très peu nombreuses, ni les faits cliniques, ni surtout les faits anatomo-pathologiques ne nous fournissent encore une base suffisante pour asseoir une description méthodique et régulière. Toutefois, des tentatives de systématisation ont été faites et il est de notre devoir de les faire connaître, ne fût-ce que pour montrer dans quel esprit la question de l'aphasie est envisagée aujourd'hui, dans les pays d'outre-Rhin.

Les travaux de Lichtheim [2] ont eu en Allemagne et en Angleterre un certain retentissement, nous allons les résumer ici brièvement.

Lichtheim construit le schéma suivant :

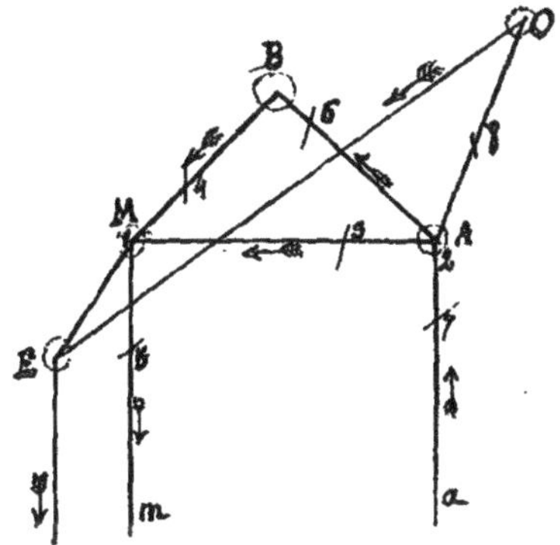

Fig. 3.

A correspond au centre des images verbales audi-

2. Lichtheim, *a*. Communication au congrès des neurologistes et aliénistes de l'Allemagne du Sud-Ouest. Session de Bade, juin 1884. — *b*. *Ueber aphasie* (Deutsch. arch. fur Klin. med., 1885, p. 203. Reproduit in *Brain*, 1885.) Les travaux de Lichtheim ont été analysés par Kéraval in *Arch. de neurologie*, vol. IX, 1885, et par Thomsen n *Cent. f. klinik. med.*, n° 24, 1885.

tives ; M est le centre des images motrices d'articulation ; AM unit ces deux centres l'un à l'autre, A*a* correspond à la voie de conduite des impressions verbales de l'oreille au cerveau, M*m* à la voie de sortie des ordres moteurs émanés de M.

B. est le centre intellectuel ; la voie AB est celle par laquelle les images verbales acoustiques vont en B s'associer avec les images d'objet. La route BM est celle que suivent les ordres donnés par l'intelligence au centre moteur d'articulation M. Ainsi est constituée la figure *a*ABM*m*.

D'après Lichtheim le centre des images verbales visuelles O est subordonné au centre acoustique A. Les images visuelles de mot ne peuvent éveiller l'idée qu'à la condition de s'associer aux représentations auditives, de là le trajet OAB. E correspond au centre des images verbales graphiques, la ligne OE représente l'association de ce centre graphique avec le centre de la lecture O, association qui se manifeste dans l'acte de copier. E a des relations étroites avec M. — Lichtheim pense en effet que nous ne pouvons écrire spontanément sans associer, dans une certaine mesure, les représentations motrices d'articulation aux représentations motrices graphiques. Le trajet BME correspond donc à l'acte de l'écriture volontaire.

Nous avons déjà fait des réserves au sujet des idées qui ont guidé l'auteur dans la construction de la seconde partie de son schéma. Nous considérons en effet que la subordination du centre des représentations verbales visuelles au centre des représentations auditives n'est vraie que chez quelques sujets, non chez tous. Il en est de même de la subordination des images motrices graphiques aux images motrices d'articulation.

Il n'était pas indifférent de rappeler ici ces réserves.

D'après son schéma Lichtheim admet 8 formes d'aphasie correspondant aux chiffres 1, 2, 3, etc. de ce schéma. On déduira aisément la symptomatologie de chacune de ces formes de l'inspection de la figure.

Première forme. — Lésion de M (1). Elle correspond à l'*aphasie motrice de Broca* et se traduit comme il suit :

Les fonctions abolies sont :

a) La parole volontaire spontanée (BM*m*).

b) La parole en écho (*a*AM*m*).

c) La lecture à haute voix (OABM*m*).

d) L'écriture (BME).

e) L'écriture sous la dictée (*a*AME).

Les fonctions conservées sont :

f) La compréhension de la parole (*a*AB).

g) La compréhension de l'écriture (OAB).

h) La possibilité de copier (OE).

Deuxième forme. — Lésion de A (2). Elle correspond à la *surdité verbale* (aphasie sensorielle de Wernicke).

Les fonctions abolies sont :

a) Compréhension du langage.

b) Compréhension de l'écriture.

c) Possibilité de répéter ou parole en écho.

d) Possibilité d'écrire sous la dictée.

e) Lecture à haute voix.

Les fonctions conservées sont :

f) L'écriture volontaire.

g) La faculté de copier.

(Ces deux fonctions sont conservées bien que A soit lésé, mais il y a *paragraphie*.)

Est conservée encore :

h) La parole volontaire.

Troisième forme. — Interruption de la voie de communication MA. Cette forme correspond à l'*aphasie de conductibilité* de Wernicke (3).

Les fonctions abolies sont :

a) La parole en écho.
b) La lecture à haute voix.
c) L'écriture sous la dictée.
Il y a trouble de :
d) Le langage parlé volontaire (paraphasie).
e) L'écriture volontaire (paragraphie).
Il y a conservation de :
f) Compréhension de la parole.
g) Lecture.
h) Faculté de copier.

Quatrième forme. — Interruption de la voie MB (4).
Il y a perte de :
a) Le langage parlé volontaire.
b) L'écriture volontaire.
Il y a conservation de :
c) La compréhension de la parole.
d) La compréhension de l'écriture.
e) La faculté de copier.
C'est ce qu'on observe dans l'aphasie motrice (type Bouillaud-Broca), mais contrairement à ce qui a lieu dans ce type,
On trouve intactes :
f) La parole en écho.
g) L'écriture sous la dictée.
h) La lecture à haute voix.

Cinquième forme. — Interruption de *Mm* (5). Il s'agit là d'une variété de l'aphasie de Broca.
Il y a perte de :
a) Le langage parlé.
b) Le langage en écho.
c) La lecture à haute voix.
Il y a conservation de :
d) La compréhension de la lecture.
e) La lecture mentale.
f) La faculté de copier.
g) L'écriture volontaire.
h) L'écriture sous la dictée.

Sixième forme. — Interruption de la voie AB (6). On a affaire alors à une variété d'aphasie sensorielle.

Il y a perte de :

a) La compréhension du langage parlé.
b) La compréhension de l'écriture.

Il y a conservation de :

c) Le langage volontaire (avec paraphasie).
d) L'écriture volontaire (il y a cependant paragraphie).
e) Le langage en écho.
f) La lecture à haute voix } sans comprendre.
g) L'écriture sous la dictée } sans comprendre.
h) Faculté de copier.

Septième forme. — Interruption de *a*A (7).

Il y a perte de :

a) La compréhension du langage parlé.
b) Le langage en écho.
c) La possibilité d'écrire sous la dictée.

Il y a conservation de :

d) Langage volontaire.
e) Écriture volontaire.
f) Compréhension de l'écriture.
g) Lecture à haute voix.
h) Faculté de copier.

Il s'agit là d'une 3e forme d'aphasie sensorielle. Mais tandis que, dans les deux autres formes, la surdité verbale disparaît assez rapidement, elle persisterait plus longtemps dans celle-ci.

Huitième forme. — Interruption de OA. On a dans ce cas affaire à la cécité verbale isolée.

On voit que parmi les huit formes admises par Lichtheim, deux seulement : l'aphasie motrice 1 et l'aphasie sensorielle 2, se rattachent à une lésion des centres; toutes les autres dépendent de lésions des conducteurs, ce sont des aphasies de *conductibilité*. Nous dirons plus loin dans quelles parties du cerveau l'auteur localise ces lésions.

La systématisation de Lichtheim n'est pas dépourvue d'intérêt. En faisant au schéma les modifications qu'à notre avis, il comporte, elle sera heureusement utilisée dans un enseignement, pour montrer combien peuvent se multiplier et varier dans leur physionomie clinique, les formes prouvées et possibles de l'aphasie. Aussi s'explique-t-on le légitime succès qu'a eu l'ingénieuse tentative du professeur Lichtheim. Mais il ne s'agit encore que d'une tentative, on ne doit pas l'oublier. Les quelques faits trop rares que l'auteur produit à l'appui des formes cliniques décrites, ne sont pas à l'abri de toute critique. Nous pensons donc que s'il ne faut pas *a priori* contester la réalité de ces formes, s'il y a lieu au contraire d'en chercher la démonstration dans les faits cliniques de l'avenir, il est bon de se rappeler que ces dernières ne sont pas encore établies sur une base solide, comme celles dont la méthode des cas simples a prouvé la réalité.

CHAPITRE XII

LOCALISATIONS CORTICALES DES CENTRES DU LANGAGE

CONSIDÉRATIONS SUR LE SIÈGE ET LA NATURE DES LÉSIONS PRODUCTRICES DE L'APHASIE

Les aphasiques.

L'analyse psychologique et clinique nous a permis de dissocier les diverses fonctions du langage. Nous avons vu que chacune de ces fonctions pouvait être abolie isolément et qu'ainsi étaient constituées la surdité verbale, la cécité verbale, l'aphasie motrice et l'agraphie. Pour parfaire notre étude, nous avons à rechercher si les organes préposés à ces fonctions, physiologiquement et pathologiquement distinctes, ont une indépendance *topographique* et s'ils constituent dans le manteau des hémisphères cérébraux des territoires isolés.

Un premier fait à énoncer tout d'abord, est celui qu'avait entrevu M. Dax et qu'a définitivement démontré Broca : c'est la localisation des fonctions du langage dans l'hémisphère gauche du cerveau. En ce qui concerne la parole articulée, que Dax et Broca ont eu exclusivement en vue, la preuve n'est plus à faire. Il serait même oiseux de revenir sur les discussions nombreuses et quelquefois passionnées auxquelles a donné lieu l'énonciation d'une vérité qui n'est aujourd'hui, croyons-nous, mise en doute par personne. Dans le cas où l'aphasie motrice coïncide avec une lésion de l'hémisphère droit, on a constamment constaté, quand on s'est donné la peine de le rechercher, qu'on avait affaire à des gauchers de la main, c'est-à-dire à des droitiers du cerveau. Récemment encore, M. Ch. Féré [1] communiquait à la Société de biologie un fait intéressant de cet ordre.

L'expérimentation *in vivo* est venue d'ailleurs confirmer les résultats déjà suffisamment décisifs de l'observation anatomo-clinique. Nous avons rapporté naguère [2] une série d'expériences poursuivies à ce sujet, dans le service de M. Charcot, sur des hystériques hypnotisées. Ces expériences, dont l'idée première revient à M. le professeur Lépine, démontrent qu'on supprime la faculté du langage articulé en catalepsiant, c'est-à-dire en annihilant au point de vue fonctionnel, l'hémisphère cérébral gauche. Il n'en est pas de même lorsque c'est l'hémisphère droit qui est plongé dans le sommeil cataleptique.

Les observations recueillies depuis dix ans, prouvent qu'en ce qui concerne les autres fonctions du langage, la localisation à gauche n'est pas moins absolue. Les faits anatomiques, relatifs à la cécité et à la surdité verbale, plaident dans ce sens. Peut-être y aurait-il une exception à faire pour l'écriture. Beaucoup de personnes peuvent, en effet, même sans une éducation spéciale, écrire de la main gauche. L'écriture a souvent, dans ce

1. Ch. Féré, *Comptes rendus de la Soc. de biologie*, 13 juin 1885.
2. G. Ballet, Démonstration expérimentale de la localisation du langage dans l'hémisphère gauche du cerveau. *Prog. méd.*, 1880.

cas, une physionomie particulière : elle constitue ce que Buchwald[1] a appelé l'écriture *en miroir* ou *spéculaire*. Voici la raison de cette dénomination. Les lettres de l'écriture spéculaire se succèdent de droite à gauche, leurs angles et leurs convexités principales sont tournés du côté droit, c'est-à-dire que cette écriture est précisément l'inverse de celle de la main droite et n'apparaît, avec les caractères de cette dernière, qu'à la condition d'être examinée par transparence au travers de la feuille de papier retournée. L'écriture en miroir est, chez quelques personnes, l'écriture normale de la main gauche; chez d'autres, cette main trace des caractères analogues à ceux de la droite. Quoi qu'il en soit, beaucoup de personnes écrivent assez aisément de la main gauche, soit en miroir, soit autrement; il est donc vraisemblable que chez elles les mouvements de l'écriture sont en partie commandés par le cerveau droit. Certains faits pathologiques semblent donner raison à l'interprétation précédente. C'est ainsi que l'agraphique de M. Pitres, qui ne pouvait plus écrire de la main droite, traçait assez bien les caractères de la main gauche. Il est vrai qu'il s'était beaucoup exercé. Mais si son cas ne prouve pas qu'à l'état normal l'hémisphère droit commande volontiers les mouvements de l'écriture, il établit du moins, concurremment avec beaucoup d'autres, d'ailleurs, que cet hémisphère s'habitue assez vite à suppléer le gauche lorsque celui-ci vient à défaillir. Ces réserves ne sauraient atténuer l'importance de la loi admise depuis Broca, et l'on peut affirmer que, dans les conditions habituelles et normales, c'est l'hémisphère gauche du cerveau qui est préposé aux fonctions du langage.

Ce fait n'a rien d'ailleurs qui doive nous surprendre.

1. Buchwald. *Berlin klin. Woch.*, 1878.

Gratiolet a indiqué naguère que l'hémisphère gauche se développe d'une façon plus précoce que le droit; il est naturel que l'enfant, lorsqu'il apprend à comprendre les mots et à les dire, exerce de préférence celui des deux hémisphères qui est le plus apte à fonctionner.

Quelle situation occupent sur cet hémisphère gauche les centres préposés à la conservation des diverses catégories d'images verbales? Les autopsies de *surdité verbale* sont aujourd'hui assez nombreuses pour permettre de préciser, avec une certaine exactitude le centre des représentations verbales auditives. Nothnagel[1] en 1879 résumait les enseignements qui ressortaient de l'étude comparative des faits alors connus, dans la conclusion suivante: « Quand existe le tableau symptomatique de la surdité verbale, on peut admettre une lésion de la première circonvolution temporale gauche. » Des observations nouvelles n'ont fait que confirmer l'exactitude de cette proposition. Dans le cas si remarquable de M. Giraudeau, la lésion (un sarcome névroglique) occupait, comme dans ceux relevés par Nothnagel, la première circonvolution temporo-sphénoïdale. M. Seppili, dans sa récente revue, a collationné 17 cas de surdité verbale, et 15 fois la première temporo-sphénoïdale était lésée d'un seul côté, 2 fois des deux côtés. Dans dix cas la seconde temporo-sphénoïdale était altérée en même temps que la première. Nous nous contentons de donner ces chiffres bruts, car nous désirons relatersimplement ici des résultats généraux, sans discuter en détail les faits. Les conclusions de M. Seppili méritent d'être ici reproduites. Elles résument assez bien l'état de la question. « Il est permis d'admettre, d'après les faits, que la surdité verbale dépend

1. NOTHNAGEL, *Traité clinique du diagnostic des maladies de l'encéphale*. Édit. allemande, 1879. Trad. française, 1885.

d'une lésion du lobe temporal et plus précisément d'une lésion *de la première et de la seconde circonvolution temporale du côté gauche*. En effet la constance avec laquelle ces circonvolutions sont lésées dans tous les cas où se sont montrés des phénomènes de surdité verbale, d'autre part les exemples, à la vérité peu nom-

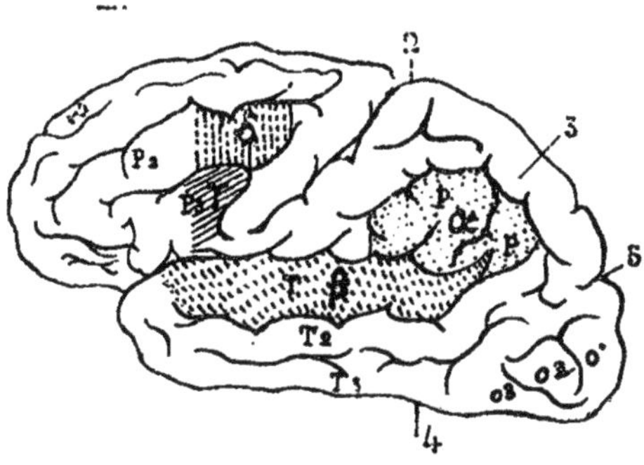

Fig. 4. — Surface externe de l'hémisphère cérébral gauche. Localisation des centres du langage.

1. Scissure de Sylvius. — 2. Scissure de Rolando. — 3. Scissure interpariétale. F^1 F^2 F^3, 1re, 2e et 3e circonvolutions frontales. — $F\alpha$ Ces frontale ascendante. $P\alpha$, Ces pariétale ascendante. — T^1, T^2, première et deuxième circonvolutions temporales. — P_t, lobule pariétal inférieur.

α. Localisation des images visuelles verbales. — β. Localisation des images auditives verbales. — γ. Localisation des images verbales motrices d'articulation. — δ. Localisation des images verbales motrices graphiques.

breux, de surdité verbale pure avec lésion exclusivement limitée aux deux premières temporo-sphénoïdales, prouvent qu'il y a un rapport entre les altérations de ces circonvolutions et la surdité des mots. Wernicke, Kähler et Pick et plus récemment Nothnagel ont émis l'opinion que la surdité verbale se rattache exclusivement à une affection de la première temporale. Ayant eu à ma disposition un matériel de faits plus nombreux que celui dont ont disposé ces auteurs, je crois pouvoir conclure que la seconde temporale est aussi lésée dans un grand nombre de cas de surdité verbale. » Formulée dans ces termes la dernière proposition de Seppili est inattaquable, mais si l'on réfléchit que, d'après la statistique même de cet auteur, la lésion de la seconde temporale a toujours coïncidé avec celle de la première, que dans cinq cas la première temporale a été seule altérée, on est en droit de revenir à la conclusion ancienne de Nothnagel. C'est donc la *première circonvolution temporale* (fig. 4, β) qui peut être aujourd'hui considérée comme le centre des représentations verbales auditives.

Il est moins facile de localiser avec précision le centre des représentations verbales visuelles. Nous sommes en effet moins riches en nécropsies de cécité verbale que de surdité verbale, et les documents dont nous disposons ne réunissent pas tous les conditions requises d'une bonne observation : ils pèchent ou par le laconisme des détails cliniques ou par la trop grande diffusion des lésions. M. Charcot a formulé il y a deux ans, avec toute la réserve que commande l'insuffisance des faits, l'opinion qui s'impose aujourd'hui, sinon comme une certitude, au moins comme une vraisemblance. « C'est dans le lobule *pariétal inférieur*, dit-il, *avec ou sans participation du lobule du pli courbe*, que siégerait la lésion qui tient sous sa dépendance la cécité verbale. Il est bien entendu que nous ne nous arrêtons à cette localisation que sous toutes réserves. » Le moment n'est pas encore venu je crois, de sortir de ces réserves. M. Bernard a réuni huit autopsies de cécité verbale et aucune n'est décisive. Tantôt les lésions sont compliquées comme dans le cas de Broadbent, diffuses comme dans celui de Magnan ; ou bien, comme dans les faits

1. *Progrès médical*, 1883. Leç. cliniq. de la Salpêtrière.

de d'Heilly et Chantemesse, de Déjérine, la symptomatologie est complexe; ou elle manque de netteté, comme dans celui de Rosenthal, et dans le cas plus récent d'Amidon. Toutefois d'après ces diverses observations, dans lesquelles on a constaté avec plus ou moins de netteté, la cécité verbale, et relevé des lésions plus souvent diffuses que circonscrites du lobule pariétal inférieur gauche, on peut admettre comme vraisemblable la localisation du centre des images visuelles à ce lobule pariétal inférieur et plus spécialement à sa partie la plus reculée (fig. 4, α).

Le siège des représentations *motrices d'articulation* est celui qui de tous a été fixé le premier et avec le plus de précision. Il est aujourd'hui hors de contestation qu'il occupe, comme l'a avancé Broca, le tiers postérieur de la troisième circonvolution frontale (fig. 4, γ). Les objections qu'on a opposées à cette localisation ont été discutées trop souvent et réfutées d'une façon trop décisive, pour qu'il y ait quelque intérêt à s'y arrêter ici.

Lorsqu'on étudie attentivement les faits prétendus contradictoires, on voit qu'il s'agit de cas mal observés ou mal interprétés. S'il n'y a en réalité qu'une lésion qui soit susceptible de déterminer l'aphasie motrice par le procédé direct, il y en a plusieurs qui peuvent la produire indirectement. M. Charcot insiste beaucoup sur ce fait que les lésions de la région de Broca doivent être séparées en deux catégories : les lésions *corticales*, dans lesquelles la substance grise elle-même est directement lésée, et les lésions *sous-corticales* qui, laissant intacte la substance grise, portent sur les faisceaux nerveux efférents destinés à relier les cellules de l'écorce aux noyaux bulbaires (faisceau pédiculo-frontal inférieur). Cette distinction offre une importance de premier ordre au point de vue qui nous occupe : en effet, si les lésions corticales ne passent que difficilement inaperques, à la nécropsie, il n'en est pas de même des lésions sous-corticales. Ces dernières doivent être méthodiquement recherchées. Un certain nombre des observations contradictoires à la localisation de Broca peuvent donc être tenues pour nulles', car elles ne mentionnent pas l'état des faisceaux blancs émanés du manteau.

Une autre remarque à présenter est la suivante : Nous avons vu précédemment que chez les grands auditifs la surdité verbale pouvait être l'occasion d'un trouble assez marqué du langage articulé et que, dans quelques cas, ce trouble avait simulé l'aphasie motrice la plus légitime. On conçoit qu'à l'autopsie de pareils malades on ne trouverait d'autre lésion que celle de la première circonvolution temporale. Il faudrait se garder de conclure de l'absence d'altération de la troisième frontale, dans ce cas, à une infraction à la loi de Broca.

Puisque la destruction du centre des images verbales auditives peut conduire à l'aphasie motrice, on devine que le même effet pourra être produit par la destruction des faisceaux qui unissent la première temporale au pied de la troisième frontale. Il est vraisemblable en effet que si les lésions de l'insula de Reil déterminent l'altération du langage articulé, ce n'est pas parce que cet insula fait partie du centre de la mémoire motrice d'articulation, mais parce qu'il est en rapport direct avec les conducteurs allant de la 1re temporale à la 3e frontale, de sorte que les lésions qui l'atteignent intéressent aussi ces conducteurs. M. Déjérine s'est attaché à développer ces idées dans un récent mémoire de la *Revue de médecine*[1].

On voit par ce qui précède de combien de précautions

1. DÉJÉRINE, *Étude sur l'aphasie dans les lésions de l'insula de Reil*. Revue de médecine, 10 mars 1885.

il faut s'entourer avant de qualifier un fait de contradictoire de la loi de Broca. Si de semblables précautions avaient toujours été prises, il est vraisemblable que la liste de pareils faits serait courte. « Comme Broadbent, disait M. Charcot [1], il y a deux ans, je n'ai jamais rencontré de véritable infraction à la loi de Broca, et comme lui je crois qu'aucun des cas présentés comme infirmatifs, ne soutient un examen sérieux. » La question est donc jugée, la confirmation de la localisation de Broca est un fait dûment acquis; il convient d'ajouter d'ailleurs, comme le remarque justement M. Lépine [2], que cette confirmation « serait plus éclatante encore si depuis un certain temps on n'avait pas cessé de publier les faits à l'appui, devenus trop vulgaires ».

La localisation du centre des images *motrices graphiques* est moins nettement établie que celle du centre des images motrices d'articulation. Le fait décisif d'une agraphie pure avec lésion nettement circonscrite n'a pas encore été recueilli. Mais en rapprochant les unes des autres les lésions relevées dans les cas positifs et négatifs, c'est-à-dire dans ceux, par exemple, d'aphasie motrice avec agraphie, et d'agraphie motrice sans agraphie, on est arrivé à cette conclusion que le siège vraisemblable du centre de l'écriture est le pied de la deuxième circonvolution frontale (fig. 4, 8). C'est là ce qui résulte des recherches poursuivies par Exner [3]. Une récente observation de Tamburini et Marchi [4] vient à l'appui des conclusions formulées par cet auteur.

Il est donc établi que la méthode anatomo-clinique

1. J. Charcot, Leçon dans *Progr. méd.*, p. 859, 1883.
2. Lépine, *De la localisation dans les maladies cérébrales*, 1875, p. 17.
3. S. Exner, *Untersuchungen ueber die Localisation der functionen in der Groshirnrinde des menschen*, 1881, p. 57.
4. *Rivista sperimentale die freniatria*, an. IX.

a permis de circonscrire, avec plus ou moins de précision, des centres *anatomiques* correspondant à chaque fonction du langage, et par suite aux troubles de chacune de ces fonctions : les images verbales motrices d'articulation sont *certainement* localisées dans le tiers postérieur de la troisième circonvolution frontale, les images verbales auditives *certainement* dans la première circonvolution temporale, les images verbales visuelles sont *très probablement* recueillies par le lobule pariétal inférieur, les images motrices graphiques *très probablement* par le pied de la deuxième circonvolution frontale.

Mais nous avons vu que les centres de ces diverses images sont en relation les uns avec les autres au moyen de fibres commissurales, et que les lésions de ces fibres sont susceptibles de se traduire par des formes spéciales d'aphasie, les aphasies de *conductibilité*.

Sommes-nous en mesure de préciser le trajet de ces fibres, et par conséquent le siège des lésions productrices des différentes aphasies de conductibilité? Non, à coup sûr. Ce que nous savons de plus précis à cet égard, c'est la localisation possible de l'altération susceptible de déterminer l'une des formes de l'aphasie de Broca au niveau des faisceaux de fibres émanés de la troisième frontale (faisceau pédiculo-frontal inférieur de M. Pitres). Il semble résulter d'autre part de quelques observations, notamment d'une de Déjérine et d'une autre de Lichtheim, que la forme d'aphasie correspondant, sur le schéma de ce dernier, auteur, à l'interruption de AM, dépend, comme nous l'avons vu, d'une lésion de l'insula et des tractus sous-jacents (capsule externe). Quant aux autres voies de communication (MB, AB, M*m*, *a*A, etc., du schéma de Lichtheim) dont les lésions engendreraient la symptomatologie indiquée précédemment et qui pour l'heure est plutôt présumée qu'établie, leur trajet exact est entièrement à déterminer.

Revenons aux centres corticaux. Il suffit de jeter un coup d'œil sur la figure 4, pour constater que les centres moteur d'articulation et moteur graphique d'une part, les centres visuel et auditif des mots d'autre part,

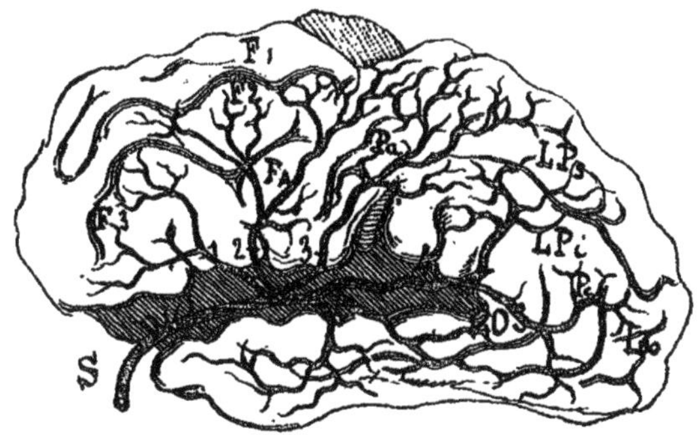

Fig. 5. — Face externe de l'hémisphère cérébral gauche et les artères qui irriguent ses divers territoires.

S. Artère sylvienne. — 1. Artère frontale externe et inférieure, irriguant le centre du langage articulé. — 2. Artère de la circonvolution frontale ascendante, irriguant le centre de la mémoire motricegraphique. — 4 et 5, Artère pariétale postérieure et pariéto-sphénoïdale irriguant les centres de la mémoire visuelle et de la mémoire auditive des mots.

sont très voisins l'un de l'autre. Ce qui explique qu'en clinique on observe souvent la combinaison de l'aphasie motrice et de l'agraphie, de la cécité et de la surdité verbales.

Les données précises que nous possédons, grâce aux travaux de Duret, sur l'irrigation de la face externe du cerveau, nous permettent en outre de comprendre que les divers centres du langage puissent être, suivant les cas, simultanément intéressés par une lésion ou, au contraire, isolément affectés. L'artère sylvienne (fig. 5, S) tient en effet sous sa dépendance les quatre centres, et une lésion portant sur le *tronc* même de cette artère intéressera nécessairement les différentes fonctions du langage. D'autre part, on peut voir, sur la figure, que du tronc se détachent des branches (1, 2, 4 et 5) qui vont chacune baigner un centre à l'exclusion des autres. L'oblitération d'un de ces rameaux aurait, on le conçoit, des conséquences toutes différentes de l'oblitération du tronc lui-même, elle déterminerait *une* aphasie (aphasie motrice, ou agraphie, ou surdité verbale, etc.), non l'ensemble des aphasies.

Si nous insistons ici sur cette distribution des artères, c'est que les troubles passagers ou les lésions durables d'où résultent les diverses variétés d'aphasies, transitoires ou permanentes, sont pour la plupart sous la dépendance d'un défaut d'irrigation des centres.

A la vérité, quelques-unes des causes productrices de l'aphasie, l'hystérie[1] par exemple, semblent agir, en troublant directement les éléments nerveux; mais il est vraisemblable que la plupart des autres n'arrivent à altérer le fonctionnement de l'écorce qu'en provoquant son anémie, soit par spasme, soit par oblitération des artères. Au premier groupe se rattache très certainement la migraine, qui s'accompagne souvent, comme je le dirai plus loin, d'accès passagers d'aphasie, peut-être certaines intoxications comme le tabagisme. Au second groupe se rapportent les aphasies des maladies infectieuses: de la syphilis, des fièvres éruptives, celles si fréquentes qui sont la conséquence de l'athérome artériel (sénile ou toxique),

1. L'aphasie hystérique est encore fort peu connue. Elle présente des caractères assez particuliers, que M. Charcot s'est attaché, dans ces derniers temps, à mettre en relief. On lira avec intérêt, sur ce sujet, le mémoire de M. Cartaz, en cours de publication dans le *Progrès médical* (nos 7, 9, etc. *Du mutisme hystérique*).

celles et non les plus rares qui sont déterminées par une embolie venue du cœur ou des vaisseaux, peut-être même quelques-unes des aphasies observées au cours du diabète, du saturnisme et de la goutte. Enfin quelquefois les centres du langage ou les fibres qui en émanent sont détruits par une hémorrhagie artérielle, par une encéphalite ou par des tumeurs de diverses natures. Je me borne à indiquer ici le mécanisme général d'après lequel agissent les diverses causes de l'aphasie, sans m'attacher à faire de ces causes une énumération complète qu'on trouvera dans toutes les monographies.

Quelles qu'elles soient d'ailleurs, ces causes déterminent telle ou telle forme de l'aphasie non parce qu'elles sont de telle ou telle nature, mais parce qu'elles localisent leurs effets sur tel ou tel point de l'écorce cérébrale. La nature de la cause productrice et de la lésion consécutive n'a d'importance qu'au point de vue de la gravité et de la durée du trouble. L'aphasie produite par un accès de migraine sera le plus souvent incomplète et presque toujours passagère, celle occasionnée par un foyer de ramollissement cérébral sera presque toujours indélébile.

Il ne faut pas perdre de vue cependant que même dans le cas d'une lésion irrémédiable, les troubles aphasiques peuvent s'amender. Par la rééducation, les malades arrivent à acquérir de nouvelles images qui sont recueillies soit par les parties du cerveau avoisinant la région détruite, soit peut-être, dans quelques cas, par la région similaire du côté opposé[1].

1. Il y aurait tout un chapitre fort intéressant à écrire sur la rééducation des aphasiques, sur les procédés et les conditions de cette rééducation. Nous ne pouvons entreprendre ici cette œuvre instructive mais laborieuse, qui ne ressortit pas d'ailleurs directement à notre sujet.

La surdité et la cécité verbales notamment sont susceptibles de s'atténuer beaucoup avec le temps et par l'exercice. L'on sait d'autre part que les malades atteints d'aphasie motrice et d'agraphie recouvrent souvent, par une éducation appropriée, la parole et l'écriture.

Nous nous sommes jusqu'à présent exclusivement occupé des *aphasies*, que nous avons dissociées et étudiées au point de vue de leurs formes et du mécanisme suivant lequel les causes déterminantes engendrent ces diverses formes. Il nous resterait maintenant à parler des *aphasiques*, c'est-à-dire à montrer les complexus cliniques divers au sein desquels l'aphasie apparaît à titre d'épisode. En effet l'aphasie, quelle que soit sa forme, se présente bien rarement à l'état isolé; presque toujours au contraire elle fait partie d'un groupe symptomatique plus ou moins compliqué. Décrire ici tous les types d'*aphasiques* nous entraînerait fort loin et nous obligerait à quelques redites. J'indiquerai simplement deux de ces types, le premier nous donnera l'idée de l'une des situations au sein desquelles se manifestent les aphasies transitoires, le second nous montrera dans son ensemble le tableau clinique complexe, dont l'aphasie grave et durable constitue l'un des traits importants. Le premier type est assez bien représenté par ces malades auxquels j'ai déjà fait allusion, que M. Charcot a décrits avec grand soin dans ces derniers temps, et qui sont atteints de migraine ophthalmique [1]. Ces malades ont de loin en loin leur crise de migraine accompagnée du phénomène spécial à la migraine ophthalmique, le scotôme scintillant. La crise peut se passer sans épisode spécial ou bien s'accompagner de divers désordres de la

1. Voir à ce sujet : Ch. Féré, *Contribution à l'étude de la migraine ophthalmique*. Revue de médecine, 1881.

sensibilité ou du mouvement. A ces troubles s'ajoutent quelquefois des troubles du langage. Le migraineux peut avoir en effet des attaques d'aphasie, ordinairement transitoires, et dont la durée est d'habitude fort courte.

L'aphasique qu'on observe le plus communément, celui chez lequel l'aphasie tient à une lésion grave du cerveau, diffère beaucoup du précédent. Il s'agit alors d'un syphilitique, d'un vieillard ou d'un alcoolique athéromateux, d'un rhumatisant avec lésions cardiaques. Chez celui-ci l'aphasie peut s'isoler, sans doute, et se manifester sous l'une ou l'autre de ses formes, si la lésion cérébrale est limitée à l'un ou à plusieurs des centres corticaux du langage. Mais plus souvent elle s'accompagne d'autres manifestations qui tiennent à la diffusion ou la multiplicité des lésions. Le voisinage du centre moteur d'articulation et des centres moteurs des membres (qui occupent, on le sait, les circonvolutions frontale et pariétale ascendante) explique la combinaison habituelle de l'aphasie à l'hémiplégie droite. Il n'est pas d'ailleurs un seul symptôme ressortissant à l'écorce cérébrale ou même aux fibres sous-corticales, qui ne puisse se manifester en même temps que l'une ou l'autre des formes de l'aphasie : l'épilepsie jacksonnienne, l'hémichorée et l'hémiathétose, l'hémianesthésie, l'obtusion intellectuelle plus ou moins accusée, coïncident souvent avec les troubles du langage articulé. Parmi ces faits de coïncidence symptomatique, il en est un qui est particulièrement curieux à cause de sa constance. C'est l'existence simultanée de la cécité verbale et du rétrécissement du champ visuel sous forme de rétrécissement concentrique ou plus souvent d'hémianopsie homonyme. Cette coïncidence indiquerait, pour quelques auteurs, qu'il y a superposition ou voisinage très intime des centres de la vision dite corticale et de la vision verbale. Cette conclusion me paraît hâtive. La lésion qui produit la cécité verbale se trouvant située au centre de la zone sensitive, on conçoit qu'elle puisse déterminer une altération de la vision brute sans que pour cela le centre de cette vision brute soit un centre nettement circonscrit et exactement superposé à celui de la vision verbale. Mais cette discussion exigerait des développements dans lesquels je ne puis entrer; ce n'est pas ici le lieu de le faire.

CHAPITRE XIII

CONSIDÉRATIONS RELATIVES AU DIAGNOSTIC DES DIFFÉRENTES FORMES DE L'APHASIE

Nous n'avons pas l'intention, sous prétexte de diagnostic différentiel, de dresser ici la liste des erreurs possibles ou hypothétiques que le clinicien est exposé à commettre, en présence d'un cas donné d'aphasie. Notre but est tout autre : nous nous proposons de tracer une sorte de programme des questions qu'il est nécessaire d'élucider, si l'on veut recueillir et classer les observations avec exactitude et méthode.

Nous avons montré que du groupe complexe des aphasies se dégagent quelques formes simples, dès maintenant bien caractérisées; que d'autres résultent de la réunion, chez le même sujet, de plusieurs de ces formes simples; que quelques-unes enfin dont la systématisation et la synthèse ne peut être faite encore, méritent de trouver place dans un chapitre d'attente.

Le devoir qui dès lors s'impose, lorsqu'on se trouve en présence d'un aphasique, est de déterminer avec le plus de précision possible, abstraction faite de toute vue théorique, les troubles élémentaires du langage réalisés dans le cas particulier, et de dresser la nomenclature de ces troubles. C'est en comparant les faits ainsi recueillis, suivant une même méthode et dans un même esprit, qu'on arrivera à cataloguer les formes de l'aphasie telles qu'elles résultent des multiples combinaisons des altérations du langage.

Pour ce faire, il est nécessaire d'avoir constamment présente à la mémoire, lorsqu'on pratique l'interrogatoire d'un aphasique, la liste des troubles divers qu'on

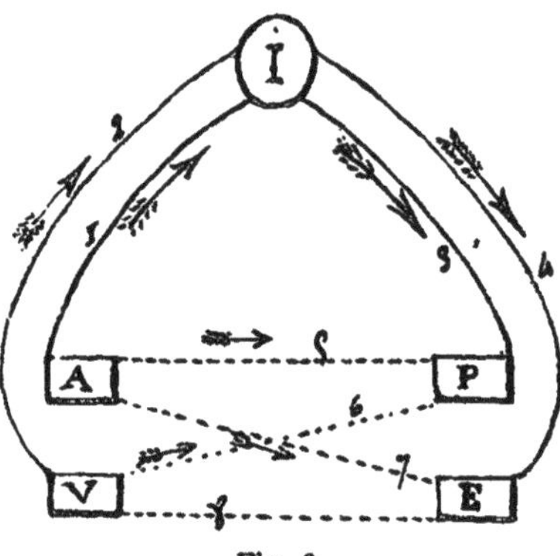

Fig. 6.

aura à rechercher. On retiendra d'autant mieux cette liste, qu'on s'aidera d'un schéma quel qu'il soit. Le suivant dont nous nous servons d'habitude, et qui est une simplification de celui de M. Charcot, n'est pas, comme ce dernier, un schéma explicatif, c'est simplement un schéma mnémonique. Il nous a paru commode.

Ce schéma se comprend assez aisément au premier coup d'œil pour qu'il ne soit pas nécessaire de l'expliquer longuement : I représente le centre intellectuel, A et V les deux opérations centripètes ou de réception, c'est-à-dire la faculté de comprendre les mots parlés (A) et celle d'interpréter les mots écrits (V); P et E correspondent aux deux opérations centrifuges ou de transmission, P à la parole, E à l'écriture. Cela posé, les opérations du langage que nous avons trouvées altérées ou intactes, dans les divers types d'aphasie précédemment envisagés, se réduisent à huit. Comme on peut le remarquer, sur notre schéma, chacune de ces dernières est représentée par une ligne et un chiffre.

Ces opérations sont les suivantes :

1. Compréhension des mots parlés.
2. Compréhension des mots lus (lecture).
3. Parole articulée volontaire.
4. Écriture volontaire.
5. Parole répétée.
6. Parole d'après la lecture (lecture à haute voix).
7. Écriture sous la dictée.
8. Écriture d'après un texte lu (copie).

Une observation ne sera complète qu'autant que l'exploration aura porté sur ces diverses opérations. Si l'on constate l'intégrité de ces dernières, il suffira de le mentionner ; dans le cas d'abolition au contraire, il sera capital de préciser la cause exacte de cette abolition.

Reprenons successivement chaque fonction et passons en revue les causes multiples qui peuvent en amener la déchéance.

1. Compréhension des mots parlés

Son abolition peut tenir à :

a. Défaut d'intelligence.
b. Surdité.
c. Surdité psychique.
d. Surdité verbale (ou rupture de communication entre le centre auditif des mots et le centre intellectuel).

2. Compréhension des mots lus.

Son abolition peut tenir (chez un individu qui naguère a su lire) à :

a. Défaut d'intelligence.

b. Cécité (par lésion de l'œil ou du nerf optique, ou par cécité corticale).

c. Cécité psychique.

d. Cécité verbale (ou rupture des relations entre le centre visuel des mots et le centre intellectuel).

3. Parole articulée volontaire.

Son abolition peut tenir à :

a. Défaut d'intelligence.

b. Paralysie de la langue (d'origine cérébrale, bulbaire ou périphérique).

c. Surdité verbale ou rupture des relations entre le centre auditif des mots et le centre moteur d'articulation.

d. Aphasie motrice (type Bouillaud-Broca).

4. Écriture volontaire.

Son abolition (chez un malade qui a su écrire) peut tenir à :

a. Défaut d'intelligence.

b. Paralysie de la main.

c. Cécité verbale (?)

d. Agraphie.

5. Parole répétée.

Son abolition peut tenir à :

a. Défaut d'intelligence.

b. Surdité verbale (surdité et surdité psychique), ou rupture des communications entre le centre auditif des mots et le centre moteur d'articulation).

c. Aphasie motrice.

d. Paralysie de la langue.

6. Lecture à haute voix.

Son abolition peut tenir à :

a. Défaut d'intelligence.

b. Cécité verbale (cécité ou cécité psychique).

c. Aphasie motrice (ou rupture de communication entre le centre visuel des mots et le centre moteur d'articulation).

d. Paralysie de la langue.

7. Écriture sous la dictée.

Elle peut être abolie par :

a. Défaut d'intelligence.

b. Surdité verbale.

c. Agraphie (ou rupture des communications entre le centre auditif des mots et le centre moteur graphique).

d. Paralysie de la main.

8. Faculté de copier.

Elle peut être abolie par :

a. Défaut d'intelligence.

b. Cécité verbale (cécité ou cécité psychique).

c. Agraphie (ou rupture de communication entre le centre visuel des mots et le centre moteur graphique).

d. Paralysie de la main.

Il suffira, en présence d'un des huit troubles dont nous venons de faire l'énumération, de se reporter à la nomenclature précédente pour avoir immédiatement présentes à l'esprit, les interprétations différentes dont ce trouble est susceptible. Quant au choix à faire entre ces diverses interprétations, il ne sera pas toujours exempt de difficultés.

Il sera d'ordinaire commode d'éliminer immédiatement les désordres qui tiennent, soit à un défaut d'intelligence, soit à un trouble des organes périphériques (paralysie de la langue ou de la main, cécité ou surdité).

Nous avons d'autre part suffisamment insisté sur les caractères différentiels des surdités corticale, psychique et verbale pour qu'on ne puisse pas confondre les deux premières avec la dernière. Il en sera de même pour les cécités.

Il est donc relativement aisé de distinguer les troubles qui ressortissent bien à la fonction du langage de ceux qui les simulent.

Mais lorsqu'il s'agit de distinguer ces troubles les uns des autres quelques difficultés peuvent surgir : l'ensemble symptomatique sera d'un grand secours pour reconnaître, par exemple, si la perte de la parole répétée tient à la surdité verbale ou à l'aphasie motrice, car dans l'un ou l'autre cas on aura les autres symptômes propres à chacune des troubles précités. En revanche il sera à peu près impossible de distinguer la perte de la parole volontaire consécutive à la surdité verbale, de celle qui tient à la lésion de la troisième frontale. La paraphasie serait le symptôme observé dans le premier cas, l'aphasie proprement dite dans le second : ce signe diagnostique donné par quelques auteurs comme d'une valeur à peu près absolue, ne paraît pas avoir toute l'importance qu'on lui a attribuée. Dans le cas d'aphasie qu'il a publié et qu'il considère comme dû à la rupture des relations entre le centre auditif et le centre moteur d'articulation, M. Déjérine a relevé des symptômes qui étaient identiques à ceux de l'aphasie de Broca. On aura donc souvent grand'peine, si l'on a affaire aux manifestations combinées de la surdité verbale et de l aphasie ataxique, à déterminer si les symptômes relèvent d'une lésion unique ou double.

Il me reste une dernière remarque à présenter à propos de deux des interprétations dont sont susceptibles quelques-uns des symptômes précédemment énumérés. J'ai indiqué que plusieurs de ces symptômes peuvent être déterminés soit par la lésion d'un centre soit par la rupture des relations entre ce centre et un autre. La perte de l'écriture sous la dictée, par exemple, peut résulter ou d'une lésion de la 2e frontale (agraphie proprement dite), ou de la rupture des relations entre la 2e frontale et le centre visuel des mots. Il ne me paraît pas possible de choisir entre les deux interprétations d'après la seule constatation du symptôme. Le tableau que nous avons dressé d'après Lichtheim et où sont mentionnés les désordres comparés des aphasies centrales et de conductibilité pourrait être heureusement utilisé pour ce point de diagnostic différentiel.

La symptomatologie de l'aphasie sera nettement caractérisée lorsque, après avoir soigneusement recherché l'état des huit fonctions précédemment mentionnées on en aura dressé le bilan.

Il est à noter cependant que pour être en possession de tous les éléments nécessaires afin d'arriver à l'exacte appréciation de chaque cas, un renseignement complémentaire serait utile. Il serait instructif de connaître ce que j'ai appelé la formule cérébrale physiologique du malade. Ce dernier appartenait-il avant sa maladie à la catégorie des visuels, des auditifs, des moteurs ou des indifférents? Nous avons assez insisté sur l'importance d'une semblable notion, au point de vue de l'intelligence des troubles du langage, pour qu'on saisisse sans peine l'utilité de premier ordre qu'aurait, dans l'espèce, la connaissance des aptitudes spéciales du malade. Mais c'est là, est-il besoin de le remarquer, une exigence toute platonique que nous formulons, car, sauf cas tout à fait exceptionnel, on ne peut guère espérer qu'il puisse y être donné satisfaction.

CONCLUSION

En jetant un coup d'œil en arrière, on mesurera aisément l'étendue du chemin qu'a parcouru, depuis vingt ans, la question du langage et de ses altérations. On connaissait de longue date les caractères généraux qu'affectent les troubles de la parole articulée; Broca avait, d'autre part, démontré par des arguments sans réplique, la localisation de ces troubles à la troisième circonvolution frontale gauche. Mais à cela se bornaient les notions courantes, il y a quelques années à peine.

Aujourd'hui on est arrivé à décomposer la fonction du langage en quatre opérations constitutives, et à montrer que chacune de ces opérations, susceptible d'être troublée isolément, réside dans un territoire distinct de l'écorce cérébrale. On a fait plus : après avoir débrouillé la symptomatologie, on est arrivé à l'interpréter, et à donner la clef de ses variations individuelles.

Si pareils résultats ont été acquis sur le terrain de la physiologie pathologique comme sur celui de la séméiologie, ils l'ont été grâce à l'application d'une méthode rigoureuse dont il n'est pas oiseux de rappeler les procédés fondamentaux : choisir, pour l'étude, les cas simples de préférence aux cas complexes, de façon à constituer des types cliniques autour desquels doivent venir se grouper, par la force des choses, les formes frustes ou compliquées ; rapprocher les symptômes relatés pendant la vie, des lésions nécroscopiques soigneusement topographiées ; enfin éclairer les phénomènes morbides par l'étude des phénomènes normaux, c'est-à-dire rapprocher, pour les comparer ensemble, les enseignements de la clinique et ceux de la psychologie, tels sont, si je ne m'abuse, ces procédés, auxquels nous sommes redevables de tous les progrès accomplis.

Parmi les vérités nouvelles que nous sommes ainsi arrivés à acquérir, il n'en est peut-être pas qui éclaire la pathologie du langage d'un jour plus vif que la notion des variétés physiologiques individuelles : le langage est, entre nos mains, un instrument compliqué que tous nous ne manions pas de la même manière, aussi n'aura-t-on recueilli une observation complète et véritablement significative qu'après avoir superposé, dans la mesure où la clinique le permet, la *formule cérébrale normale* de l'individu à sa *formule pathologique*.

C'est en se pénétrant de ces idées qu'on arrivera à parachever l'histoire des troubles du langage : à la façon dont cette histoire se dégage du chaos des notions confuses on entrevoit qu'on n'est pas très éloigné de l'époque où on la verra se parfaire. Déjà beaucoup de questions, peut-être les capitales, sont résolues. Quant aux autres, nous ne pouvions espérer y répondre : nous nous sommes contenté de les poser.

TABLE DES MATIÈRES

LIBRAIRIE FÉLIX ALCAN

SUCCESSEUR DE GERMER BAILLIÈRE ET Cie

Paris. - Typ. G. Chamerot. 19. rue des Saints-Pères. — 19016

ANCIENNE LIBRAIRIE GERMER BAILLIÈRE ET Cie
FÉLIX ALCAN, ÉDITEUR
108, Boulevard Saint-Germain, 108, PARIS

EXTRAIT DU CATALOGUE
MÉDECINE — SCIENCES — HISTOIRE — PHILOSOPHIE

I. — MÉDECINE ET SCIENCES.

A. — Pathologie médicale.

AXENFELD ET HUCHARD. **Traité des névroses.** 2e édition, augmentée de 700 pages, par HENRI HUCHARD, médecin des hôpitaux. 1 fort vol. in-8. 20 fr.

BARTELS. **Les maladies des reins,** traduit de l'allemand par le docteur EDELMANN; avec préface et notes de M. le professeur LÉPINE. 1 vol. in-8, avec fig. 1884. 15 fr.

BIGOT. **Des périodes raisonnantes de l'aliénation mentale.** 1 vol. in-8. 10 fr.

BOTKIN. **Des maladies du cœur.** Leçons de clinique médicale faites à l'Université de Saint-Pétersbourg. 1 vol. in-8. 3 fr. 50

BOTKIN. **De la fièvre.** Leçons de clinique médicale faites à l'Université de Saint-Pétersbourg. 1 vol. in-8. 4 fr. 50

BOUCHARDAT. **De la glycosurie ou diabète sucré,** son traitement hygiénique, 1883, 2e édition. 1 vol grand in-8, suivi de notes et documents sur la nature et le traitement de la goutte, la gravelle urique, sur l'oligurie, le diabète insipide avec excès d'urée, l'hippurie, la pimélorrhée, etc. 15 fr.

BOUCHUT. **Diagnostic des maladies du système nerveux par l'ophthalmoscopie.** 1 vol. in-8, avec atlas colorié. 9 fr.

BOUCHUT ET DESPRÉS. **Dictionnaire de médecine et de thérapeutique médicales et chirurgicales** comprenant le résumé de la médecine et de la chirurgie, les indications thérapeutiques de chaque maladie, la médecine opératoire, les accouchements, l'oculistique, l'odontotechnie, les maladies d'oreilles, l'électrisation, la matière médicale, les eaux minérales, et un formulaire spécial pour chaque maladie. 4e édition, 1883, très augmentée. 1 vol. in-4, avec 918 fig. dans le texte et 3 cartes. Br. 25 fr.; cart. 27 fr. 50; relié, 29 fr.

CORNIL ET BRAULT. **Études sur la pathologie du rein.** 1 vol. in-8, avec 16 planches lithographiées hors texte, 1884. 12 fr.

CORNIL ET BABES. **Les bactéries pathogènes.** Leur rôle dans l'anatomie et l'histologie pathologiques des maladies infectieuses. 1 fort vol. in-8, avec un grand nombre de figures dans le texte et 27 planches en noir et en couleur hors texte. 1885.

DAMASCHINO. **Leçons sur les maladies des voies digestives.** 1 vol. in-8, 1880. 14 fr.

DESPRÉS. **Traité théorique et pratique de la syphilis**, ou infection purulente syphilitique. 1 vol. in-8. 7 fr.

DURAND-FARDEL. **Traité pratique des maladies chroniques.** 2 vol. gr. in-8. 20 fr.

DURAND-FARDEL. **Traité des eaux minérales** de la France et de l'étranger, et de leur emploi dans les maladies chroniques, 4e édition, 1885. 1 vol. in-8. 10 fr.

DURAND-FARDEL. **Traité pratique des maladies des vieillards.** 2e édition, 1 fort gr. vol. in-8. 14 fr.

FERRIER. **De la localisation des maladies cérébrales.** Traduit de l'anglais par H.-C. DE VARIGNY, suivi d'un mémoire de MM. CHARCOT et PITRES sur les *Localisations motrices dans les hémisphères de l'écorce du cerveau.* 1 vol. in-8 et 67 fig. dans le texte. 6 fr.

GARNIER. **Dictionnaire annuel des progrès des sciences et institutions médicales**, suite et complément de tous les dictionnaires. 1 vol. in-12 de 500 pages. 20e année, 1884. 7 fr.

GINTRAC. **Traité théorique et pratique des maladies de l'appareil nerveux.** 4 vol. gr. in-8. 28 fr.

GOUBERT. **Manuel de l'art des autopsies cadavériques**, surtout dans ses applications à l'anat. pathol., accompagné d'une lettre de M. le prof. Bouillaud. In-18 de 520 pages, avec 145 figures. 6 fr.

HÉRARD ET CORNIL. **De la phthisie pulmonaire**, étude anatomo-pathologique et clinique. 1 vol. in-8, avec figures dans le texte et planches coloriées. 2e édition (*sous presse*).

KUNZE. **Manuel de médecine pratique**, traduit de l'allemand par M. KNOERI. 1883, 1 vol in-18. 4 fr. 50

LANCEREAUX. **Traité historique et pratique de la syphilis.** 2e édition. 1 vol. gr. in-8, avec fig. et planches color. 17 fr.

MARTINEAU. **Traité clinique des affections de l'utérus.** 1 fort vol. gr. in-8. 14 fr.

MAUDSLEY. **Le crime et la folie.** 1 vol. in-8. 5e édit. 6 fr.

MAUDSLEY. **La pathologie de l'esprit**, traduit de l'anglais par M. GERMONT. 1 vol. in-8. 10 fr.

MURCHISON. **De la fièvre typhoïde**, avec notes et introduction du docteur H. GUÉNAUD DE MUSSY. 1 vol. in-8, avec figures dans le texte et planches hors texte. 10 fr.

NIEMEYER. **Éléments de pathologie interne et de thérapeutique**, traduit de l'allemand, annoté par M. Cornil. 3e édit. franç., augmentée de notes nouvelles. 2 vol. gr. in-8. 14 fr.

OXIMUS ET LEGROS. **Traité d'électricité médicale.** 1 fort vol. in-8, avec figures dans le texte. 2e édition (*sous presse*).

RILLIET ET BARTHEZ. **Traité clinique et pathologique des maladies des enfants.** 3e édit. refondue et augmentée, par BARTHEZ et A. SANNÉ. Tome I, 1 fort vol. gr. in-8. 1884. 16 fr.

TARDIEU. **Manuel de pathologie et de clinique médicales.** 4e édition, corrigée et augmentée. 1 vol. gr. in-18. 8 fr.

TAYLOR. **Traité de médecine légale**, traduit sur la 7e édition anglaise, par le Dr HENRI COUTAGNE. 1881. 1 vol. gr. in-8. 15 fr.

B. — Pathologie chirurgicale.

ANGER (Benjamin). **Traité iconographique des fractures et luxations**, précédé d'une introduction par M. le professeur Velpeau. 1 fort volume in-4, avec 100 planches hors texte, coloriées, contenant 254 figures, et 127 bois intercalés dans le texte. Relié. 150 fr.

BILLROTH. **Traité de pathologie chirurgicale générale**, traduit de l'allemand, précédé d'une introd. par M. le prof. VERNEUIL. 1880, 3e tirage. 1 fort vol. gr. in-8, avec 100 fig. dans le texte. 14 fr.

DE ARLT. **Des blessures de l'œil**, considérées au point de vue pratique et médico-légal. 1 vol. in-18. 3 fr. 50

GROSS. **Manuel du brancardier.** 1 vol. in-18, avec 92 figures. 3 fr. 50

HACHE. **Études cliniques sur les cystites.** 1 vol. in-8. 3 fr. 50

JAMAIN ET TERRIER. **Manuel de petite chirurgie.** 1880, 6e édit., refondue. 1 vol. gr. in-18 de 1000 pages, avec 450 fig. 9 fr.

JAMAIN ET TERRIER. **Manuel de pathologie et de clinique chirurgicales.** 3e édition. Tome I, 1 fort vol. in-18. 8 fr.
Tome II, 1 vol. in-18. 8 fr.
Tome III, 1er fascicule. 1 vol. in-18. 4 fr.

LE FORT. **La chirurgie militaire** et les Sociétés de secours en France et à l'étranger. 1 vol. gr. in-8, avec fig. 10 fr.

MAC CORMAC. **Manuel de chirurgie antiseptique**, traduit de l'anglais par M. le docteur Lutaud. 1 fort vol. in-8. 1881. 6 fr.

MALGAIGNE. **Manuel de médecine opératoire.** 8e édition, publiée par M. le professeur Léon Le Fort. 2 vol. grand in-18, avec 744 fig. dans le texte. 16 fr.

MAUNOURY et SALMON. **Manuel de l'art des accouchements**, à l'usage des élèves en médecine et des élèves sages-femmes. 3e édit. 1 vol. in-18, avec 115 grav. 7 fr.

NÉLATON. **Éléments de pathologie chirurgicale**, par M. A. Nélaton, membre de l'Institut, professeur de clinique à la Faculté de médecine, etc.
Seconde édition, complètement remaniée, revue par les Drs JAMAIN, PÉAN, DESPRÉS, GILLETTE et HORTELOUP. 6 forts vol. gr. in-8, avec 795 figures dans le texte. 82 fr.

PAGET (sir James). **Leçons de clinique chirurgicale**, traduites de l'anglais par le docteur L.-H. Petit, et précédées d'une introduction de M. le professeur Verneuil. 1 vol. grand in-8. 8 fr.

PHILLIPS. **Traité des maladies des voies urinaires.** 1 fort vol. in-8, avec 97 fig. intercalées dans le texte. 10 fr.

RICHARD. **Pratique journalière de la chirurgie.** 1 vol. gr. in-8, avec 215 fig dans le texte. 2e édit., 1880, augmentée de chapitres inédits de l'auteur, et revue par le Dr J. Crauk. 16 fr.

ROTTENSTEIN. **Traité d'anesthésie chirurgicale**, contenant la description et les applications de la méthode anesthésique de M. Paul Bert. 1 vol. in-8, avec figures. 10 fr.

SCHWEIGGER. **Leçons d'ophthalmoscopie**, avec 3 planches lith. et des figures dans le texte In 8 de 144 pages. 3 fr. 50

SOELBERG-WELLS. **Traité pratique des maladies des yeux.** 1 fort vol. gr. in-8, avec figures. Traduit de l'anglais. 15 fr.

TERRIER. **Éléments de pathologie chirurgicale générale** 1er fascicule : *Lésions traumatiques et leurs complications.* 1 vol. in-8. 7 fr.

VIRCHOW. **Pathologie des tumeurs**, cours professé à l'université de Berlin, traduit de l'allemand par le docteur Aronssohn.
Tome Ier, 1 vol. gr. in-8, avec 106 fig. 12 fr.
Tome II, 1 vol. gr. in-8, avec 74 fig. 12 fr.
Tome III, 1 vol. gr. in-8, avec 49 fig. 12 fr.
Tome IV (1 fascicule), 1 gr. in-8, avec figures. 4 fr. 50

YVERT. **Traité pratique et clinique des blessures du globe de l'œil**, avec introduction de M. le Dr Galezowski. 1 vol. gr. in-8. 12 fr.

C. — Thérapeutique. Pharmacie. Hygiène.

BINZ. **Abrégé de matière médicale et de thérapeutique**, traduit de l'allemand par MM. Alquier et Courbon. 1 vol. in-12 de 335 pages. 2 fr. 50

BOUCHARDAT. **Nouveau formulaire magistral**, précédé d'une Notice sur les hôpitaux de Paris, de généralités sur l'art de formuler, suivi d'un Précis sur les eaux minérales naturelles et artificielles, d'un Mémorial thérapeutique, de notions sur l'emploi des contre-poisons et sur les secours à donner aux empoisonnés et aux asphyxiés. 1884, 25e édition, revue, corrigée. 1 vol. in-18., broché, 3 fr. 50 ; cartonné 4 fr.; relié, 4 fr. 50.

BOUCHARDAT et VIGNARDOU. **Formulaire vétérinaire**, contenant le mode d'action, l'emploi et les doses des médicaments simples et composés prescrits aux animaux domestiques par les médecins vétérinaires français et étrangers, et suivi d'un Mémorial thérapeutique 4e édit. 1 vol. in-18. (*sous presse*).

BOUCHARDAT. **Manuel de matière médicale, de thérapeutique comparée et de pharmacie.** 5e édition. 2 vol. gr. in-18. 16 fr.

BOUCHARDAT. **Annuaire de thérapeutique, de matière médicale et de pharmacie pour 1885,** contenant le résumé des travaux thérapeutiques et toxicologiques publiés pendant l'année 1884 et suivi de deux mémoires sur le *choléra asiatique* et sur l'*atténuation des virus*. 1 vol. gr. in-32. 45e année. 1 fr. 50

BOUCHARDAT. **De la glycosurie ou diabète sucré,** son traitement hygiénique. 1883, 2e édition. 1 vol. grand in-8, suivi de notes et documents sur la nature et le traitement de la goutte, la gravelle urique, sur l'oligurie, le diabète insipide avec excès d'urée, l'hippurie, la pimélorrhée, etc. 15 fr.

BOUCHARDAT. **Traité d'hygiène publique et privée,** basée sur l'étiologie. 1 fort vol. gr. in-8. 2e édition, 1883. 18 fr.

CORNIL. **Leçons élémentaires d'hygiène privée,** rédigées d'après le programme du Ministère de l'instruction publique pour les établissements d'instruction secondaire. 1 vol. in-18, avec figures. 2 fr. 50

DESCHAMPS (d'Avallon). **Compendium de pharmacie pratique.** Guide du pharmacien établi et de l'élève en cours d'études, comprenant un traité abrégé des sciences naturelles, une pharmacologie raisonnée et complète, des notions thérapeutiques, et un guide pour les préparations chimiques et les eaux minérales; un abrégé de pharmacie vétérinaire; une histoire des substances médicamenteuses, etc.; précédé d'une introduction par M. le professeur Bouchardat. 1 vol. gr. in-8 de 1160 pages environ. 20 fr.

D. — Anatomie. Physiologie. Histologie.

ALAVOINE. **Tableaux du système nerveux.** Deux grands tableaux, avec figures. 5 fr.

BAIN (Al.). **Les sens et l'intelligence,** traduit de l'anglais par M. Cazelles. 1 fort vol. in-8. 10 fr.

BASTIAN (Charlton). **Le cerveau, organe de la pensée,** chez l'homme et chez les animaux. 2 vol. in-8, avec 184 figures dans le texte 1882. 12 fr.

BÉRAUD (B.-J.). **Atlas complet d'anatomie chirurgicale topographique,** pouvant servir de complément à tous les ouvrages d'anatomie chirurgicale, composé de 109 planches représentant plus de 200 gravures dessinées d'après nature par M. Bion, et avec texte explicatif. 1 fort vol. in-4.

Prix : fig. noires, relié, 60 fr. — Fig. coloriées, relié, 120 fr. Toutes les pièces, disséquées dans l'amphithéâtre des hôpitaux, ont été reproduites d'après nature par M. Bion, et ensuite gravées sur acier par les meilleurs artistes.

Le même ouvrage, texte anglais, même prix.

BÉRAUD (B.-J.) ET ROBIN. **Manuel de physiologie de l'homme et des principaux vertébrés.** 2 vol. gr. in-18. 2e édition, entièrement refondue. 12 fr.

BÉRAUD (B.-J.) ET VELPEAU. **Manuel d'anatomie chirurgicale générale et topographique.** 2ᵉ éd. 1 vol. in-8 de 622 pages. 7 fr.

BERNARD (Claude). **Leçons sur les propriétés des tissus vivants,** avec 94 fig. dans le texte. 1 vol. in-8. 8 fr.

BERNSTEIN. **Les sens.** 1 vol. in-8 de la *Bibliothèque scient. intern.*, avec fig. 3ᵉ édit. Cart. 6 fr.

BURDON-SANDERSON, FOSTER ET BRUNTON. **Manuel du laboratoire de physiologie,** traduit de l'anglais par M. MOQUIN-TANDON. 1 vol. in-8, avec 184 figures dans le texte. 1883. 14 fr.

CORNIL ET RANVIER. **Manuel d'histologie pathologique.** 2ᵉ édition. 2 vol. in-8 avec figures dans le texte. 30 fr.

FAU. **Anatomie des formes du corps humain,** à l'usage des peintres et des sculpteurs. 1 atlas in-folio de 25 planches. Prix : fig.,noires, 15 fr. — Fig. coloriées. 30 fr.

FERRIER. **Les fonctions du cerveau.** 1 vol. in-8, traduit de l'anglais par M. H.-C. de Varigny, avec 68 figures dans le texte. 10 fr.

JAMAIN. **Nouveau traité élémentaire d'anatomie descriptive et de préparations anatomiques.** 3ᵉ édition. 1 vol. grand in-18 de 900 pages, avec 223 fig. intercalées dans le texte. 12 fr. — Avec figures coloriées. 40 fr.

LEYDIG. **Traité d'histologie comparée de l'homme et des animaux,** traduit de l'allemand par le docteur Lahillonne. 1 fort vol. in-8, avec 200 figures dans le texte. 15 fr.

LONGET. **Traité de physiologie.** 3ᵉ édition, 3 vol. gr. in-8, avec figures. 36 fr.

MAREY. **Du mouvement dans les fonctions de la vie.** 1 vol. in-8, avec 200 figures dans le texte. 10 fr.

RICHET (Charles). **Physiologie des muscles et des nerfs.** 1 fort vol. in-8. 1882. 15 fr.

SCHIFF. **Leçons sur la physiologie de la digestion,** faites au Muséum d'histoire naturelle de Florence. 2 vol. gr. in-8. 20 fr.

SULLY (James). **Les illusions des sens et de l'esprit.** 1 vol. in-8, avec figures. 6 fr.

VULPIAN. **Leçons de physiologie générale et comparée du système nerveux,** faites au Muséum d'histoire naturelle, recueillies et rédigées par M. Ernest BRÉMOND. 1 vol. in-8. 10 fr.

VULPIAN. **Leçons sur l'appareil vaso-moteur** (physiologie et pathologie), recueillies par le Dʳ H. CARVILLE. 2 vol. in-8. 18 fr.

E. — Physique. Chimie. Histoire naturelle.

AGASSIZ. **De l'espèce et des classifications en zoologie.** 1 vol. in-8. 5 fr.

BERTHELOT. **La synthèse chimique.** 1 vol. in-8 de la *Bibliothèque scientifique internationale.* 4ᵉ édit. Cart. 6 fr.

BLANCHARD. **Les métamorphoses, les mœurs et les instincts des insectes**, par M. Emile Blanchard, de l'Institut, professeur au Muséum d'histoire naturelle. 1 magnifique vol. in-8 jésus, avec 160 fig. dans le texte et 40 grandes planches hors texte. 2e édit. Prix : broché, 25 fr. relié. 30 fr.

BOCQUILLON. **Manuel d'histoire naturelle médicale.** 1 vol. in-18 avec 415 fig. dans le texte. 14 fr.

COOKE ET BERKELEY. **Les champignons**, avec 110 figures dans le texte. 1 vol. in-8 de la *Bibliothèque s cientifique internationale*. Cart. 3e édition. 6 fr.

DARWIN. **Les récifs de corail**, leur structure et leur distribution. 1 vol. in-8, avec 3 planches hors texte, traduit de l'anglais par M. Cosserat. 8 fr.

EVANS (John). **Les âges de la pierre.** 1 beau vol. gr. in-8. avec 467 figures dans le texte. 15 fr.

EVANS (John). **L'âge du bronze.** 1 fort vol. in-8, avec 540 figures dans le texte. 15 fr.

GRÉHANT. **Manuel de physique médicale.** 1 vol. in-18, avec 469 figures dans le texte. 7 fr.

GRÉHANT. **Tableau d'analyse chimique** conduisant à la détermination de la base et de l'acide d'un sel inorganique isolé avec les couleurs carastéristiques des précipités. In-4, cart. 3 fr. 50

GRIMAUX. **Chimie organique élémentaire.** 1881, 3e édit. 1 vol. in-18, avec figures. 5 fr.

GRIMAUX. **Chimie inorganique élémentaire.** 4e édit., 1885, 1 vol. in-18, avec figures. 5 fr.

HERBERT SPENCER. **Principes de biologie**, traduit de l'anglais par M. C. Cazelles. 2 vol. in-8. 20 fr.

HUXLEY. **La physiographie**, introduction à l'étude de la nature. 1 vol. in-8 avec 128 figures dans le texte et 2 planches hors texte. 1882. 8 fr.

LUBBOCK. **Origines de la civilisation**, état primitif de l'homme et mœurs des sauvages modernes, traduit de l'anglais. 3e édition. 1 vol. in-8, avec fig. Broché, 15 fr. — Relié. 18 fr.

PISANI (F.). **Traité pratique d'analyse chimique qualitative et quantitative**, à l'usage des laboratoires de chimie. 1 vol. in-12. 1880. 3 fr. 50

PISANI ET DIRVELL. **La chimie du laboratoire.** 1 vol. in-8. 1882. 4 fr.

PREYER. **Éléments de physiologie générale.** Traduit de l'allemand par J. Soury. 1 vol. in-8. 1884. 5 fr.

QUATREFAGES (DE). **Charles Darwin et ses précurseurs français.** Étude sur le transformisme. 1 vol. in-8. 5 fr.

RICHE. **Manuel de chimie médicale.** 1880. 1 vol. in-18 avec 200 fig. dans le texte. 3e édition. 8 fr.

BIBLIOTHÈQUE DE L'ÉTUDIANT EN MÉDECINE

COLLECTION D'OUVRAGES POUR LA PRÉPARATION AUX EXAMENS DU DOCTORAT, DU GRADE D'OFFICIER DE SANTÉ ET AU CONCOURS DE L'EXTERNAT ET DE L'INTERNAT

1er EXAMEN

(Physique, chimie, histoire naturelle.)

BOCQUILLON. — MANUEL D'HISTOIRE NATURELLE MÉDICALE. 1 vol. grand in-18, avec 415 figures. 14 fr.

LE NOIR. — HISTOIRE NATURELLE, avec 255 figures dans le texte. 5 fr.

GRÉHANT. — MANUEL DE PHYSIQUE MÉDICALE. 1 vol. gr. in-18, avec 469 figures dans le texte. 7 fr.

LE NOIR. — PHYSIQUE ÉLÉMENTAIRE, avec 455 figures dans le texte. 6 fr.

RICHE. — MANUEL DE CHIMIE MÉDICALE. 3e édit. 1880. 1 vol. in-18, avec 200 figures dans le texte. 8 fr.

GRIMAUX. — CHIMIE ORGANIQUE ÉLÉMENTAIRE. Leçons professées à la Faculté de médecine. 1 vol. in-18. 3e édition. 5 fr.

GRIMAUX. — CHIMIE INORGANIQUE ÉLÉMENTAIRE. 4e édit. 1 vol. in-18. 5 fr.

LE NOIR. — CHIMIE ÉLÉMENTAIRE. 1 vol. in-12, avec 69 fig. 3 fr. 50

PISANI. — TRAITÉ D'ANALYSE CHIMIQUE. 1 vol. in-18. 3 fr. 50

PISANI et DIRVEL. — LA CHIMIE DU LABORATOIRE. 1 vol. in-18. 4 fr.

2e EXAMEN

1re PARTIE *(anatomie, histologie).*

JAMAIN. — NOUVEAU TRAITÉ ÉLÉMENTAIRE D'ANATOMIE DESCRIPTIVE ET DE PRÉPARATIONS ANATOMIQUES. 3e édit. 1 vol. gr. in-18, avec 223 figures dans le texte. 12 fr.

BERNARD (Claude). — LEÇONS SUR LES PROPRIÉTÉS DES TISSUS VIVANTS, faites à la Sorbonne. 1 vol. in-8, avec 90 fig. dans le texte. 8 fr.

CORNIL et RANVIER. — MANUEL D'HISTOLOGIE PATHOLOGIQUE. 2 vol. gr. in 8. 2e édition. 30 fr.

HOUEL. — MANUEL D'ANATOMIE PATHOLOGIQUE GÉNÉRALE ET APPLIQUÉE, contenant : la *description* et le *catalogue* du musée Dupuytren. 2e édit. 1 vol gr. in-18. 7 fr.

2e PARTIE *(physiologie).*

BÉRAUD et ROBIN. — MANUEL DE PHYSIOLOGIE de l'homme et des principaux vertébrés, répondant à toutes les questions physiologiques du programme des examens de fin d'année. 2e édit. 2 vol. in-12. 12 fr.

LONGET. — TRAITÉ DE PHYSIOLOGIE. 2e édit. 3 vol. gr. in-8. 36 fr.

VULPIAN. — LEÇONS SUR LA PHYSIOLOGIE GÉNÉRALE ET COMPARÉE DU SYSTÈME NERVEUX, faites au Muséum d'histoire naturelle. 1 fort volume in-8. 10 fr.

BURDON-SANDERSON, FOSTER et BRUNTON. MANUEL DU LABORATOIRE DE PHYSIOLOGIE. 1 vol. in 8, avec figures. 14 fr.

3e EXAMEN

1re PARTIE (*médecine opératoire, pathologie externe, accouchements*).

MALGAIGNE et LE FORT. — MANUEL DE MÉDECINE OPÉRATOIRE. 8e édition, avec 744 fig. dans le texte. 2 vol. gr. in-18. 16 fr.

NÉLATON. — ÉLÉMENTS DE PATHOLOGIE CHIRURGICALE. 2e édition, revue par MM. les docteurs *Jamain*, *Péan*, *Després*, *Horteloup* et *Gillette*. 6 volumes gr. in-8, avec 795 figures dans le texte. 82 fr.

MAUNOURY et SALMON. — MANUEL DE L'ART DES ACCOUCHEMENTS. 3e édit. 1 vol. gr. in-18, avec 115 fig. 7 fr.

JAMAIN et TERRIER. — MANUEL DE PETITE CHIRURGIE. 6e édit, refondue. 1 vol. gr. in-18, avec 455 fig. 9 fr.

JAMAIN et TERRIER. — MANUEL DE PATHOLOGIE ET DE CLINIQUE CHIRURGICALES. 3e édition :
Tome I. 1 vol. gr. in-18. 8 fr.
Tome II. 1 vol. in-18. 8 fr.
Tome III, 1re partie. 1 volume in-18. 4 fr.

BILLROTH. — TRAITÉ DE PATHOLOGIE CHIRURGICALE GÉNÉRALE, précédé d'une introduction par M. *Verneuil*. 1 fort vol. gr. in-18, avec 100 figures dans le texte. 14 fr.

VELPEAU et BERAUD. — MANUEL D'ANATOMIE CHIRURGICALE, GÉNÉRALE ET TOPOGRAPHIQUE. 3e édition, 1 vol. in-8. 7 fr.

2e PARTIE (*pathologie interne, pathologie générale*).

GINTRAC. — COURS THÉORIQUE ET PRATIQUE DE PATHOLOGIE INTERNE ET DE THÉRAPIE MÉDICALE. 9 vol. in-8. 63 fr.

NIEMEYER. — ÉLÉMENTS DE PATHOLOGIE INTERNE, traduits de l'allemand, annotés par M. *Cornil*. 3e édit. française. 2 vol. gr. in-8. 14 fr.

TARDIEU. — MANUEL DE PATHOLOGIE ET DE CLINIQUE MÉDICALES. 1 fort vol. in-18. 4e édit. 8 fr.

4e EXAMEN

(*Hygiène, médecine légale, thérapeutique, matière médicale, pharmacologie.*)

BINZ. — ABRÉGÉ DE MATIÈRE MÉDICALE ET DE THÉRAPEUTIQUE, traduit de l'allemand par MM. Alquier et Courbon. 1 vol. in 12 de 335 pages. 2 fr. 50

BOUCHARDAT. — MANUEL DE MATIÈRE MÉDICALE, DE THÉRAPEUTIQUE ET DE PHARMACIE. 5e édit. 2 vol. in-12. 16 fr.

CORNIL. — LEÇONS ÉLÉMENTAIRES D'HYGIÈNE PRIVÉE. 1 vol. in-18. 2 fr. 50

BOUCHARDAT. — TRAITÉ D'HYGIÈNE PUBLIQUE ET PRIVÉE BASÉE SUR L'ÉTIOLOGIE. 1 vol. gr. in 8. 2e édition. 18 fr.

TAYLOR. — TRAITÉ DE MÉDECINE LÉGALE, traduit de l'anglais par *H. Coutagne*. 1 vol. gr. in-8. 15 fr.

BOUCHARDAT. — NOUVEAU FORMULAIRE MAGISTRAL. 25e édition, corrigée, collationnée avec le nouveau *Codex*, revue et augmentée de formules nouvelles et d'une note sur l'alimentation dans le diabète sucré, 1 volume in-18. 3 fr. 50

Cartonné 4 fr. — Relié 4 fr. 50.

DESCHAMPS. — MANUEL DE PHARMACIE ET ART DE FORMULER. 3 fr. 50.

5e EXAMEN

1re PARTIE (*cliniques externe, obstétricale, etc.*).

JAMAIN et TERRIER. — MANUEL DE PATHOLOGIE ET DE CLINIQUE CHIRURGICALES. 3e édition. 2 vol. et 1er fascic. du t. III. 20 fr.

BOUCHUT et DESPRÉS. — DICTIONNAIRE DE MÉDECINE ET DE THÉRAPEUTIQUE MÉDICALE ET CHIRURGICALE, comprenant le résumé de la médecine et de la chirurgie, les indications thérapeutiques de chaque maladie, la médecine opératoire, les accouchements, l'oculistique, l'odontotechnie, les maladies d'oreilles, l'électrisation, la matière médicale, les eaux minérales, et un formulaire spécial pour chaque maladie 4e édit., 1883. 1 vol. in-4. avec 918 figures dans le texte et 3 cartes. 25 fr.

MAUNOURY et SALMON. — MANUEL DE L'ART DES ACCOUCHEMENTS à l'usage des élèves en médecine et des élèves sages-femmes. 3e édit., avec 415 figures dans le texte. 7 fr.

2e PARTIE (*clinique interne, anatomie pathologique*).

GINTRAC (E.). — COURS THÉORIQUE ET CLINIQUE DE PATHOLOGIE INTERNE ET DE THÉRAPIE MÉDICALE. Tomes I à IX, 9 vol. gr. in-8. 63 fr.

Les tomes IV et V se vendent séparément. 14 fr.

Les tomes VI et VII (*Maladies du système nerveux*) se vendent séparément. 14 fr.

Les tomes VIII et IX (*Maladies du système nerveux*) se vendent séparément. 14 fr.

CORNIL et RANVIER. — MANUEL D'HISTOLOGIE PATHOLOGIQUE. 2 vol. gr. in-8, avec de nombreuses figures dans le texte. 2e édition 30 fr.

GOUBERT. — MANUEL DE L'ART DES AUTOPSIES CADAVÉRIQUES, surtout dans ses applications à l'anatomie pathologique, précédé d'une lettre de M. le professeur *Bouillaud*. 1 vol. in-8 de 500 pages, avec 145 gravures dans le texte. 6 fr.

BERTON. — **Guide et Questionnaire de tous les examens de médecine,** avec les réponses des examinateurs eux-mêmes aux questions les plus difficiles ; suivi des programmes des conférences pour l'*internat* et l'*externat*, avec de grands tableaux synoptiques inédits d'anatomie et de pathologie. 1 vol. in-18. 2e édit. 3 fr. 50

III. — BIBLIOTHÈQUE SCIENTIFIQUE INTERNATIONALE

PUBLIÉE SOUS LA DIRECTION DE **M. ÉM. ALGLAVE**

Volumes in-8, reliés en toile anglaise. — Prix : 6 fr.

Les mêmes, en demi-reliure d'amateur. 10 fr.

53 VOLUMES PARUS

1. J. TYNDALL. **Les glaciers et les transformat. de l'eau**, 4e éd.
2. W. BAGEHOT. **Lois scientifiques du développement des nations**, 4e édition.
3. J. MAREY. **La machine animale**, locomotion terrestre et aérienne, 2e édition, illustré.
4. A. BAIN. **L'esprit et le corps considérés au point de vue de leurs relations**, 4e édition.
5. PETTIGREW. **La locomotion chez les animaux**, illustré.
6. HERBERT SPENCER. **Introd. à la science sociale**, 6e édit.
7. OSCAR SCHMIDT. **Descendance et darwinisme**, 3e édition.
8. H. MAUDSLEY. **Le crime et la folie**, 4e édition.
9. VAN BENEDEN. **Les commensaux et les parasites dans le règne animal**, 2e édition, illustré.

10. BALFOUR STEWART. **La conservation de l'énergie**, suivie d'une étude sur LA NATURE DE LA FORCE, par *P. de Saint Robert*, 3e édition, illustré.
11. DRAPER. **Les conflits de la science et de la religion**, 7e éd.
12. Léon DUMONT. **Théorie scientifique de la sensibilité**, 3e éd.
13. SCHUTZENBERGER. **Les fermentations**, 4e édition, illustré.
14. WHITNEY. **La vie du langage**, 3e édition.
15. COOKE et BERKELEY. **Les champignons**, 3e éd., illustré.
16. BERNSTEIN. **Les sens**, 3e édition, illustré.
17. BERTHELOT. **La synthèse chimique**, 4e édition.
18. VOGEL. **La photographie et la chimie de la lumière**, 3e éd.
19. LUYS. **Le cerveau et ses fonctions**, 4e édition, illustré.
20. W. STANLEY JEVONS. **La monnaie et le mécanisme de l'échange**, 3e édition.
21. FUCHS. **Les volcans et les tremblements de terre**, 4e éd.
22. GÉNÉRAL BRIALMONT. **La défense des États et les camps retranchés**, 3e édition avec fig. et 2 pl. hors texte.
23. A. DE QUATREFAGES. **L'espèce humaine**, 7e édition.
24. BLASERNA et HELMHOLTZ. **Le son et la musique**, 2e éd.
25. ROSENTHAL. **Les muscles et les nerfs**, 3e édition, illustré.
26. BRUCKE et HELMHOLTZ. **Principes scientifiques des beaux-arts**, 3e édition, illustré.
27. WURTZ. **La théorie atomique**, 3e édition, illustré.
28, 29. WURTZ. **Les étoiles**. 2e édition, illustré.
30. N. JOLY. **L'homme avant les métaux**, 3e édit., illustré.
31. A. BAIN. **La science de l'éducation**, 4e édition.
32, 33. THURSTON et HIRSCH. **Hist. de la machine à vapeur**. 2e éd.
34. R. HARTMANN. **Les peuples de l'Afrique**, 2e édit., illustré.
35. HERBERT SPENCER. **Les bases de la morale évolutionniste**, 3e édition.
36. Th.-H. HUXLEY. **L'écrevisse**, introduction à l'étude de la zoologie, illustré.
37. DE ROBERTY. **La sociologie.**
38. O.-N. ROOD. **Théorie scientifique des couleurs et leurs applications à l'art et à l'industrie**, avec fig. et pl. hors texte.
39. DE SAPORTA et MARION. **L'évolution du règne végétal** (les cryptogames), illustré.
40, 41. CHARLTON-BASTIAN. **Le système nerveux et la pensée.** 2 vol. illustrés.
42. JAMES SULLY. **Les illusions des sens et de l'esprit**, illustré.
43. A. DE CANDOLLE. **Origine des plantes cultivées**, 2e édit.
44. YOUNG. **Le Soleil**, illustré.
45. 46. J. LUBBOCK. **Les Fourmis, les Abeilles et les Guêpes.**
47. Ed. PERRIER. **La philos. zoologique avant Darwin**, 2e éd.
48. STALLO. **La matière et la physique moderne.**
49. MANTEGAZZA. **La physion. et l'expression des sentiments.**
50. DE MEYER. **Les organes de la parole**, illustré.
51. DE LANESSAN. **Introduction à la botanique.** *Le sapin.*
52, 53. SAPORTA et MARION. **L'évolution du règne végétal.** *Les phanérogames.* 2 volumes illustrés.

IV. — BIBLIOTHÈQUE D'HISTOIRE CONTEMPORAINE.

Volumes in-18 à 3 fr. 50. — Volumes in-8 à 5 et 7 francs. Cartonnage toile, 50 c. en plus par vol. in-18, 1 fr. par vol. in-8.

EUROPE

HISTOIRE DE L'EUROPE PENDANT LA RÉVOLUTION FRANÇAISE, par *H. de Sybel*. Traduit de l'allemand par Mlle Dosquet. 4 vol. in-8 . . 28 fr

FRANCE

HISTOIRE DE LA RÉVOLUTION FRANÇAISE, par *Carlyle*. 3 vol. in-18. 10 50
LA RÉVOLUTION FRANÇAISE, par *H. Carnot*. 1 vol. in-12. Nouv. édit.. 3 50
HISTOIRE DE LA RESTAURATION, par *de Rochau*. 1 vol. in-18. . . . 3 50
HISTOIRE DE DIX ANS, par *Louis Blanc*. 5 vol. in-8. . . . . 25 »
HISTOIRE DE HUIT ANS (1840-1848), par *Elias Regnault*. 3 vol. in-8. 15 »
HISTOIRE DU SECOND EMPIRE (1848-1870), par *Taxile Delord*. 6 volumes in-8 . . . . 42 fr.
LA GUERRE DE 1870-1871, par *Boert*. 1 vol. in-18. . . . . 3 50
LA FRANCE POLITIQUE ET SOCIALE, par *Aug. Laugel*. 1 volume in-8. 5 fr.
HISTOIRE DES COLONIES FRANÇAISES, par *P. Gaffarel*. 1 vol. in-8. 3e éd. . . . . 5 fr.
L'ALGÉRIE, par *M. Wahl*. 1 vol. in-8 . . . . 5 fr.

ANGLETERRE

HISTOIRE GOUVERNEMENTALE DE L'ANGLETERRE, DEPUIS 1770 JUSQU'A 1830, par sir *G. Cornewal Lewis*, 1 vol. in-8, traduit de l'anglais . . . 7 fr.
HISTOIRE CONTEMPORAINE DE L'ANGLETERRE, depuis la mort de la reine Anne jusqu'à nos jours, par *H. Reynald*. 1 vol. in-18. 2e éd. . 3 50
LES QUATRE GEORGE, par *Thackeray*. 1 vol. in-18 . . . . 3 50
LOMBART-STREET, le marché financier en Angleterre, par *W. Bagehot*. 1 vol. in-18. . . . . 3 50
LORD PALMERSTON ET LORD RUSSEL, par *Aug. Laugel*. 1 vol. in-18. 3 50
QUESTIONS CONSTITUTIONNELLES (1873-1878), par *E.-W. Gladstone*, précédées d'une introduction par *Albert Gigot*. 1 vol. in-8. . . . . 5 fr.

ALLEMAGNE

LA PRUSSE CONTEMPORAINE, par *K. Hillebrand*. 1 vol. in-18 . . . 3 50
HISTOIRE DE LA PRUSSE, depuis la mort de Frédéric II jusqu'à la bataille de Sadowa, par *Eug. Véron*. 1 vol. in-18. 3e éd. 3 50
HISTOIRE DE L'ALLEMAGNE, depuis la bataille de Sadowa jusqu'à nos jours, par *Eug. Véron*. 1 vol. in-18, 2e éd. 3 50
L'ALLEMAGNE CONTEMPORAINE, par *Ed. Bourloton*. 1 vol. in-18.. . 3 50

AUTRICHE-HONGRIE

HISTOIRE DE L'AUTRICHE, depuis la mort de Marie-Thérèse jusqu'à nos jours, par *L. Asseline*. 1 vol. in-18. 2e éd. 3 50
HISTOIRE DES HONGROIS, et de leur littérature politique, de 1790 à 1815, par *Ed. Sayous*. 1 vol. in-18. . . . . 3 50

ESPAGNE

HISTOIRE DE L'ESPAGNE, depuis la mort de Charles III jusqu'à nos jours, par *H. Reynald*. 1 vol. in-18 . . . . 3 50

RUSSIE

La Russie contemporaine, par *Herbert Barry*. 1 vol. in-18. . . . 3 50
Histoire contemporaine de la Russie, par *M. Créhange*. 1 vol. in-18 . . . . 3 50

SUISSE

La Suisse contemporaine, par *H. Dixon*. 1 vol. in-18. . . . . . 3 50
Histoire du peuple suisse, par *Daendliker*, précédée d'une introduction de M. *Jules Favre*. 1 vol. in-18. . . . . 5 fr.

AMÉRIQUE

Histoire de l'Amérique du Sud, par *Alf. Deberle*. 1 vol. in-18. 2ᵉ éd. 3 50
Les Etats-Unis pendant la guerre, par *Aug. Laugel*. 1 vol. in-18. 3 50

Jules Barni. Histoire des idées morales et politiques en France au XVIIIᵉ siècle. 2 vol. in-18, chaque volume 3 50
— Napoléon Iᵉʳ et son historien M. Thiers. 1 vol. in-18. . . . 3 50
— Les Moralistes français au XVIIIᵉ siècle. 1 vol. in-18. . . . 3 50
Émile Beaussire. La guerre étrangère et la guerre civile. 1 vol. in-18. . . . . 3 50
J. Clamageran. La France républicaine. 1 volume in-18. . 3 50
E. de Laveleye. Le socialisme contemporain. 1 vol. in-18. 3ᵉ éd. 3 50
E. Despois. Le Vandalisme révolutionnaire. 1 vol. in-18. 2ᵉ éd. 3 50
H. Pellet. Variétés révolutionnaires. 1 vol. in-18 . . . . . 3 50

V. — BIBLIOTHÈQUE DE PHILOSOPHIE CONTEMPORAINE

Volumes in-18. Br., 2 fr. 50 ; cart. à l'angl., 3 fr. ; reliés, 4 fr.

H. Taine.

Le Positivisme anglais, étude sur Stuart Mill. 2ᵉ edition.
L'Idéalisme anglais, étude sur Carlyle.
Philosophie de l'art dans les Pays-Bas. 2ᵉ édition.
Philosophie de l'art en Grèce. 2ᵉ édition.

Paul Janet.

Le Matérialisme contemp. 4ᵉ édit.
La Crise philosophique. Taine, Renan, Vacherot, Littré.
Philosophie de la Révolution française.
Le Saint-Simonisme.
Dieu, l'homme et la béatitude. (*Œuvre inédite de Spinoza.*)
Origines du socialisme contemporain.

Odysse Barrot.

Philosophie de l'histoire.

Alaux.

Philosophie de M. Cousin.

Ad. Franck.

Philosophie du droit pénal. 2ᵉ éd.
Philosophie du droit ecclésiastique.
La philosophie mystique en France au XVIIIᵉ siècle.

Beaussire

Antécédent de l'hégélianisme dans la philosophie française.

Bost.

Le Protestantisme libéral.

Ed. Auber.

Philosophie de la médecine.

Leblais.

Matérialisme et spiritualisme.

Charles de Rémusat.

Philosophie religieuse.

Charles Lévêque.

Le Spiritualisme dans l'art.
La Science de l'invisible.

Émile Saisset.

L'âme et la vie, suivi d'une étude sur l'Esthétique française.
Critique et histoire de la philosophie (frag. et disc.).

Auguste Laugel.
La Voix, l'Oreille et la Musique.
L'Optique et les Arts.
Les problèmes de la nature.
Les problèmes de la vie.
Les problèmes de l'âme.
Challemel-Lacour.
La philosophie individualiste.
Albert Lemoine.
Le Vitalisme et l'Animisme.
De la Physionomie et de la Parole.
L'Habitude et l'Instinct.
Milsand.
L'Esthétique anglaise.
A. Véra.
Philosophie hégélienne.
Ad. Garnier.
De la morale dans l'antiquité.
Schœbel.
Philosophie de la raison pure.
Tissandier.
Des Sciences occultes et du Spiritisme.
Ath. Coquerel fils.
Premières transformations historiques du christianisme.
La Conscience et la Foi.
Histoire du Credo.
Jules Levallois.
Déisme et Christianisme.
Camille Selden.
La Musique en Allemagne.
Fontanès.
Le Christianisme moderne.
Stuart Mill.
Auguste Comte et la philosophie positive. 3e édition.
L'Utilitarisme.
Mariano.
La Philosophie contemp. en Italie.
Saigey.
La Physique moderne. 2e tirage.
E. Faivre.
De la variabilité des espèces.
Ernest Bersot.
Libre philosophie.
Albert Réville.
Histoire du dogme de la divinité de Jésus-Christ.
W. de Fonvielle.
L'astronomie moderne.
C. Coignet.
La morale indépendante.
Et. Vacherot.
La Science et la Conscience.
E. Boutmy.
Philosophie de l'architecture en Grèce.

Herbert Spencer.
Classification des sciences. 2e édit.
L'individu contre l'Etat.
Gauckler.
Le Beau et son histoire.
Max Müller.
La science de la religion.
Bertauld.
L'ordre social et l'ordre moral.
De la philosophie sociale.
Th. Ribot.
Les maladies de la mémoire, 3e édit.
Les maladies de la volonté. 3e édit.
Les maladies de la personnalité.
Bentham et Grote.
La religion naturelle.
Hartmann.
La Religion de l'avenir. 2e édition.
Le Darwinisme. 3e édition.
H. Lotze.
Psychologie physiologique.
Schopenhauer.
Le libre arbitre. 2e édition.
Le fondement de la morale. 2e édit.
Pensées et fragments. 5e édition.
Liard.
Les Logiciens anglais contemporains. 2e édit.
Marion.
J. Locke, sa vie, son œuvre.
O. Schmidt.
Les sciences naturelles et la philosophie de l'Inconscient.
Hæckel.
Les preuves du transformisme.
Psychologie cellulaire.
Pi y Margall.
Les nationalités.
Barthélemy-Saint-Hilaire
De la métaphysique.
A. Espinas.
Philosophie expérim. en Italie.
P. Siciliani.
Psychogénie moderne.
Leopardi.
Opuscules et Pensées.
A. Lévy.
Morceaux choisis des philosophes allemands.
Roisel.
De la substance.
Zeller.
Christian Baur et l'école de Tubingue.
Stricker.
Du langage et de la musique.

Volumes in-8. Br. à 5, 7 50 et 10 fr.; cart. angl., 1 fr. de plus par vol.; rel., 2 fr.

AGASSIZ

De l'espèce et des classifications. 1 vol. in-8. 5 fr.

STUART MILL

La philosophie de Hamilton. 1 fort vol. in-8. 10 fr.
Mes mémoires. 1 vol. in-8. 5 fr.
Système de logique déductive et inductive. 2 vol. in-8. 20 fr.
Essais sur la Religion. 1 vol. in-8, 2e édit. 5 fr.

DE QUATREFAGES

Ch. Darwin et ses précurseurs français. 1 vol. in-8. 5 fr.

HERBERT SPENCER

Les premiers principes. 1 fort vol. in-8. 10 fr.
Principes de psychologie, 2 vol. in-8. 20 fr.
Principes de biologie. 2 vol. in-8. 20 fr.
Principes de sociologie. 3 vol. in-8. 32 fr. 50
Essais sur le progrès. 1 vol. in-8. 7 fr. 50
Essais de politique. 1 vol. in-8, 2e édit. 7 fr. 50
Essais scientifiques. 1 vol. in-8. 7 fr. 50
De l'éducation physique, intellectuelle et morale. 1 volume in-8, 5e édition. 5 fr.
Introduction à la science sociale. 1 vol. in-8, 6e édit. 6 fr.
Les bases de la morale évolutionniste. 1 vol. in-8, 3e éd. 6 fr.
Classification des sciences. 1 vol. in-18, 2e édition. 2 fr. 50
L'individu contre l'État. 1 vol. in-18. 2 fr. 50

AUGUSTE LAUGEL

Les problèmes (les problèmes de la nature, problèmes de la vie, problèmes de l'âme). 1 fort vol. in-8. 7 fr. 50

ÉMILE SAIGEY

Les sciences au XVIIIe siècle. La physique de Voltaire. 1 vol. in-8. 5 fr.

PAUL JANET

Les causes finales. 1 vol. in-8, 2e édition. 10 fr.

TH. RIBOT

L'hérédité psychologique. 1 vol. in-8, 2e édition. 7 fr. 50
La psychologie anglaise contemporaine. 1 vol., 3e éd. 7 fr. 50
La psychologie allemande contemporaine. 1 vol., 2e éd. 7 fr. 50

ALF. FOUILLÉE

La liberté et le déterminisme. 1 vol. in-8, 2e édit. 7 fr. 50
Critique des systèmes de morale contemporains. 1 vol. in-8. 1883. 7 fr. 50

DE LAVELEYE

De la propriété et de ses formes primitives. 1 vol. in-8. 7 fr. 50

BAIN (ALEX.)

La logique inductive et déductive. 2 vol. in-8, 2e édit. 20 fr.
Les sens et l'intelligence. 1 vol. in-8. 10 fr.
L'esprit et le corps. 1 vol. in-8, 4e édit. 6 fr.
La science de l'éducation. 1 vol. in-8, 4e édit. 6 fr.
Les émotions et la volonté. 1 fort vol. 10 fr.

MATTHEW ARNOLD

La crise religieuse. 1 vol. in-8. 7 fr. 50

BARDOUX

Les légistes, leur influence sur la société française. 1 vol. 5 fr.

ESPINAS (ALF.)

Des sociétés animales. 1 vol. in-8, 2e édition. 7 fr. 50

FLINT

La philosophie de l'histoire en France. 1 vol. in-8. 7 fr. 50

La philosophie de l'histoire en Allemagne. 1 vol. in-8. 7 fr. 50

LIARD

La science positive et la métaphysique. 1 vol. in-8. 7 fr. 50

Descartes. 1 vol. in-8. 5 fr.

GUYAU

La morale anglaise contemporaine. 1 vol in-8, 2e éd. 7 fr 50

Les problèmes de l'esthétique contemporaine. 1 vol. in-8. 5 fr.

Esquisse d'une morale sans obligation ni sanction. 1 vol. in-8. 5 fr.

HUXLEY

Hume, sa vie, sa philosophie. 1 vol. in-8. 5 fr.

E. NAVILLE

La physique moderne. 1 vol. in-18. 5 fr.

La logique de l'hypothèse. 1 vol. in-8. 5 fr.

ET. VACHEROT

Essais de philosophie critique. 1 vol. in-8. 7 fr. 50

La religion. 1 vol. in-8. 7 fr. 50

MARION

La solidarité morale. 1 vol. in-8, 2e édit. 5 fr.

SCHOPENHAUER

Aphorismes sur la sagesse dans la vie. 1 vol. in-8. 5 fr.

De la quadruple racine du principe de la raison suffisante. 1 vol. in-8 5 fr.

BERTRAND (A.)

L'aperception du corps humain par la conscience. 1 v. in-8. 5 fr.

JAMES SULLY

Le pessimisme. 1 vol. in-8. 7 fr. 50

BUCHNER

Science et nature. 1 vol. in-8. 2e édition. 7 fr. 50

EGGER (V.)

La parole intérieure. 1 vol. in 8. 5 fr.

LOUIS FERRI

La psychologie de l'association, depuis Hobbes jusqu'à nos jours. 1 vol. in-8. 7 fr. 50

MAUDSLEY

La pathologie de l'esprit. 1 vol. in-8. 10 fr.

SÉAILLES

Essai sur le génie dans l'art. 1 vol. in-8. 5 fr.

CH. RICHET

L'homme et l'intelligence. 1 vol in-8. 10 fr.

PREYER

Éléments de physiologie. 1 vol. in-8. 5 fr.

WUNDT

Éléments de psychologie physiologique. 2 vol. in-8. 20 fr.

E. BEAUSSIRE

Les principes de la morale. 1 vol. in-8. 5 fr.

Coulommiers. — Imp. P. Brodard et Gallois.

Paris. — Typ. G. Chamerot, 19, rue des Saints-Pères. — 19016.

www.ingramcontent.com/pod-product-compliance
Ingram Content Group UK Ltd.
Pitfield, Milton Keynes, MK11 3LW, UK
UKHW020952230726
13923UKWH00007B/274